Uwe Bräunling

Christina Bräunling

Naturheilkundliche Behandlung bei Rheuma

So lindern Sie Schmerzen wirksam und unterstützen sinnvoll Ihre individuelle Therapie

Haug

Bibliografische Information der Deutschen Bibliothek
Die Deutsche Bibliothek verzeichnet diese Publikation in der Deutschen Nationalbibliografie; detaillierte bibliografische Daten sind im Internet über http://dnb.ddb.de abrufbar

Programmplanung: Dr. Elvira Weißmann-Orzlowski
Bearbeitung: Dipl.-Biol. Sabine Seifert, Satz/Grafik/Lektorat, Stuttgart
Umschlaggestaltung: Cyclus · Visuelle Kommunikation, Stuttgart
Umschlagfotos: ZEFA
Abbildungen: Sabine Seifert
Satz: Sabine Seifert
Druck und Verarbeitung: Westermann Druck Zwickau GmbH

ISBN 3-8304-2100-1 1 2 3 4 5

Inhalt

Vorwort

Die Erfahrungsheilkunde und die naturgemäßen Heilmethoden erfreuen sich einer immer mehr zunehmenden Beliebtheit. Diese Tatsache ist nicht, wie allzu gerne behauptet, auf eine vorübergehende Modeerscheinung zurückzuführen. Vielmehr ergibt sie sich aus der zunehmenden Erkenntnis, dass unsere Schulmedizin auch im 3. Jahrtausend immer noch bestimmten Erkrankungen, und hierbei insbesondere chronischen Krankheitszuständen, hilflos gegenübersteht. Diese Hilflosigkeit zeigt sich auch bei der Volkskrankheit Nr. 1, den rheumatischen Erkrankungen. Fast vier Millionen Menschen befinden sich alleine in Deutschland wegen rheumatischer Erkrankungen in ständiger Behandlung.

Die bisherige Standardtherapie bei Rheuma beruht auf drei Säulen

- Nichtsteroidale Antirheumatika (NSAR) = entzündungs- und schmerzlindernde Medikamente
- Basistherapeutika, z. B. Chloroquin, Goldpräparate, D-Penicillamin, und
- Glukokortikoide (Cortisonpräparate)

Diese Therapie führt jedoch zu keiner Heilung und kann aufgrund der oftmals sehr schwerwiegenden Nebenwirkungen nur bedingt als geeignet angesehen werden. So führen längerfristige Einnahmen von Basistherapeutika und insbesondere von Cortisonpräparaten zu irreparablen Nieren- und Leberschäden, Störungen des Immunsystems, der Blutbildung, Nervenerkrankungen, Wachstumsstörungen bei Kindern und beschleunigtem Knochenabbau, um nur einige von vielen zu nennen. Über die extrem nebenwirkungsreichen Cortisonpräparate sagte Prof. Truckenbrock in der 1997 ausgestrahlten Sendung »Die Sprechstunde«: »Die Kunst des Cortisons liegt darin, es nicht anzuwenden.«

Die Cortisontherapie hat viele Nebenwirkungen.

1998 wurde im »Journal of the American Medical Association« veröffentlicht, dass mehr als 1,5 Millionen Amerikaner wegen gravierender Arzneimittelnebenwirkungen im Krankenhaus behandelt werden und etwa 100 000 daran sterben. Bei mehr als der Hälfte aller neuen Arzneien werden schwere Nebenwirkungen erst nach der Zulassung entdeckt.

Eine nahezu nebenwirkungsfreie Ergänzung, aber auch Alternative bietet die Naturheilkunde, die gleichzeitig eine Erfahrungsheilkunde ist. Naturheilkunde, das sind traditionelle Therapien, die die noch vorhandenen körpereigene Heil- und Regulationskräfte anregen und aktivieren, um dadurch Heilung zu erreichen oder Gesundheit zu erhalten. Grundsätzlich kann und will die Naturheilkunde die bisherige Rheumatherapie nicht ersetzen. Das Ziel einer begleitenden naturheilkundlichen Behandlung ist es aber in vielen Fällen, möglichst positiv und heilungsfördernd auf das Krankheitsgeschehen einzuwirken, und belastende nebenwirkunsgreiche Medikamente durch ebenfalls wirkungsvolle, aber nebenwirkungsfreie oder nebenwirkungsarme Alternativen deutlich zu reduzieren.

Der Behandlungsansatz der Naturheilkunde unterscheidet sich von dem der konservativen schulmedizinischen Rheumatherapie im Wesentlichen dadurch, dass man den Menschen in seiner Gesamtheit und nicht die Krankheit als etwas vom Menschen Isoliertes ansieht und behandelt.

Therapieansätze in der Naturheilkunde

- Ermittlung und Auflösung physischer oder psychischer Krankheitsauslöser
- Anregung, Stärkung und Regulation der jedem Menschen innewohnenden Selbstheilungskräfte und
- Beseitigung von Heilblockaden

Heilblockaden können viele Ursachen haben.

Das Phänomen der Heilblockade ist in der Schulmedizin nicht bekannt. Heilblockaden sind vielschichtig und werden in der Erfahrungsheilkunde seit langem erforscht. Hierzu gehören unter anderem Störungen unseres körpereigenen Entgiftungssystems, Störungen der Darmflora und des darmassoziierten Immunsystems, Störungen des Säure-Basen-Haushaltes und Störungen und Schädigungen durch Arzneimittel (Chemotherapeutika), aber auch Heilblockaden durch bisher chemotherapeutisch unterdrückte, aber nicht ausgeheilte chronische Erkrankungen. Immer mehr an Bedeutung gewinnen auch Schädigungen und Heilungsblockaden durch Umwelteinflüsse chemischer und physikalischer Art.

In der Eröffnungsveranstaltung der 1998 durchgeführten 32. Medizinischen Woche in Baden-Baden wies der Vorsitzende der Deutschen Ärztegesellschaft für Erfahrungsheilkunde, Dr. Karl-Heinz Gebhardt darauf hin, dass neben den toxischen (giftigen) Arzneinebenwirkungen von schulmedizinischen Medikamenten vor allem die Unwissenheit oder Nichtbeachtung von Heilhindernissen oder Blockaden durch die Schulmedizin dazu führt, dass immer mehr chronische Krankheiten erzeugt werden, die schwer zu behandeln oder nicht mehr zu heilen sind. Kritische Stimmen zu der in der Vergangenheit unangefochten geltenden Schulmedizin werden in den letzten Jahren immer lauter. Die Kritiker findet man nun nicht mehr nur unter den alternativ arbeitenden Ärzten oder Heilpraktikern, sondern mehr und mehr in den eigenen Reihen der Schulmediziner. Sie beklagen zu Recht eine Überbewertung technischer Methoden, die unerwünschten Nebenwirkungen von Medikamenten, die Suchtbildung und auch Gewöhnung an Medikamente mit folgendem Wirkungsverlust, aber auch das zu organbezogene Denken ihrer Kollegen, das den Menschen und seine Erkrankung in seiner Gesamtheit außer Acht lässt und deswegen oftmals nicht zur Heilung, sondern nur zur Verschiebung von Krankheiten führt.

Kritiker der Schulmedizin finden sich zunehmend auch in den eigenen Reihen.

Hippokrates, der als Urvater der heutigen Medizin gilt, forderte bereits vor nahezu zweieinhalbtausend Jahren: Es ist immer der ganze Mensch, der behandelt werden muss!

Wir wünschen Ihnen viel Erfolg und Gesundheit!

Uwe und Christina Bräunling

Was ist eigentlich Rheuma?

Erstmals erwähnt wurde der Begriff »Rheuma« von dem griechischen Gelehrten Empedokles. Aus dem griechischen Verb »rheo« (ich fließe) prägte sich der Sammelbegriff »Rheuma« und bezeichnet hiermit alles, was an Gelenken, Sehnen, Bändern, Schleimbeuteln, Muskeln oder Nerven schmerzt oder behindert. Bereits unsere frühesten Vorfahren litten an chronisch deformierendem Rheumatismus. Skelette von Neandertalern, die vor ca. 60 000 Jahren lebten, zeigten bereits Veränderungen destruktiver und damit zerstörender Art an Gelenken und der Wirbelsäule.

Hinter dem Begriff »Rheuma« verbergen sich mehr als 200 verschiedene Krankheitsbilder. Sie betreffen die Organe des Bewegungsapparates, die Gelenke, die Wirbelsäule, die Weichteile und die Knochen. Folgen rheumatischer Erkrankungen sind sehr häufig schmerzhafte Bewegungseinschränkungen, Versteifungen von Gelenken oder der Wirbelsäule sowie Beeinträchtigung der Arbeitsfähigkeit und Frühinvalidität. Rheumatische Erkrankungen betreffen im zunehmenden Maße immer mehr junge Menschen.

Formen des Rheumatismus

- **Entzündlicher Rheumatismus:** Entzündliche Erkrankungen des Stütz- und Bindegewebes, infektiös bedingt oder sonstige, möglicherweise toxische Ursachen. Hierzu zählen u. a. die chronische Polyarthritis (cP) und die Spondylitis ankylosans, die allgemein als »Morbus Bechterew« bezeichnet wird.
- **Degenerativer Rheumatismus:** Hierunter versteht man den weitgehend nichtentzündlichen, im zunehmenden Maße zerstörend wirkenden Abbau des Stütz- und Bindegewebes, insbesondere an Gelenken und an der Wirbelsäule. In schweren Fällen kann dies bis zum Absterben des betroffenen Gelenkes führen. Zum degenerativen Rheumatismus zählt man z. B. die **Arthrosen**, die neben vielen anderen Ursachen durch Überbeanspruchung, Überbelastung oder durch bereits vorhandene Vorschäden (z. B. Beckenschiefstand, Wirbelsäulenschäden, z. B. Skoliose) entstehen können, aber auch **Bandscheibendegenerationen** und **Osteochondrosen**, d. h. Erkrankungen bzw. Schädigungen der Zwischenwirbelscheiben (= Bandscheiben) sowie verschiedene **Neuralgieformen**, wie z. B. die häufige Reizung des Nervus ischiadicus (Ischialgie).
- **Weichteilrheumatismus (Fibromyalgie)** mit seinen Untergruppen: extraartikulärer (= außerhalb der Gelenke) Rheumatismus.

Diese besonders häufig vorkommenden rheumatischen Erkrankungen werden auf den nachfolgenden Seiten näher besprochen. Gleichzeitig möchte ich Ihnen einige bewährte naturheilkundliche Therapien vorstellen und hoffe, dass auch Sie eine für Ihre Erkrankung hilfreiche Behandlungsform finden.

Grundregeln einer ganzheitlichen Rheumatherapie

Für die naturheilkundlich orientierte Basisbehandlung der chronisch-entzündlichen Rheumaerkrankungen, aber auch der generalisierten Fibromyalgie gelten die folgenden Grundregeln, ohne die eine wirkungsvolle Behandlung nicht möglich ist:

Grundregeln einer ganzheitlichen Rheumabehandlung

- Regulierung des Säure-Basen-Gleichgewichtes
- Regulierung der gestörten Darmflora (Symbioselenkung)
- Ausschaltung von Fokalinfektionen, Herderkrankungen, Störfeldern (z. B. Prostata, Stirnhöhlen, Zahnherde usw.)
- Stärkung und Regulierung/Modulierung des Immunsystems
- Stärkung und Unterstützung der Entgiftungs- und Ausscheidungsorgane
- Ausleitung von Schwermetallen, Umweltgiften, Erbgiften usw.
- Beseitigung bzw. Ausschaltung von geopathischen Belastungen, Elektrosmog u. ä.
- Langsames Ausschleichen oder mögliche Reduktion von Antirheumatika und vor allem von Cortisonpräparaten, insbesondere wenn diese über einen langen Zeitraum eingenommen wurden.

Der Übersäuerung des Organismus entgegenzuwirken, sie zu vermeiden und zu vermindern sollte immer erstes Ziel einer ganzheitlich orientierten Behandlung sein. Die Regulierung des Säure-Basen-Gleichgewichts, wie sie im entsprechenden Kapitel ausführlich dargestellt wird, hat außerdem einen günstigen Einfluss auf unser größtes Abwehrorgan, unseren Darm. Besteht eine Störung der Darmflora, die als *Dysbiose* bezeichnet wird, hat dies maßgeblichen Einfluss auf unser Immunsystem und auf unseren gesamten Organismus. Eine Wiederherstellung der normalen und gesundheitsfördernden Darmflora, die als *Symbioselenkung* bezeichnet wird, gehört deshalb ebenfalls zu den Grundpfeilern einer ganzheitlichen Rheumabehandlung. Ohne die vollwertige Funktion unserer Ausscheidungs- und Entgiftungsorgane, zu denen unsere Leber, Nieren, Lunge, Haut und unser Darm gehören, würden wir uns in kürzester Zeit regelrecht vergiften. Die Leber ist hierbei das zentrale Entgiftungsorgan. Mit einer Vielzahl von ausgeklügelten Mechanismen ist unsere Leber in der Lage, wirkungsvoll Schadstoffe in weniger schädigende Stoffe umzuwandeln oder aus dem Organismus auszuscheiden. Eine bestehende Leberschwäche, die aus vielerlei Gründen entstehen kann, führt ebenso wie eine Nieren- oder Lungenfunktionsschwäche zu einer Verschlimmerung des Krankheitsverlaufes.

Das Ziel ist der mündige Patient!

Oberstes Ziel jeglicher Behandlung ist es, den chronisch verlaufenden Krankheitsprozess mit der zumeist vorhanden gelenkzerstörenden Tendenz aufzuhalten oder einzudämmen und so dem Patienten ein Leben in Selbständigkeit, im eigenen Haushalt und ohne ständig notwendige fremde Hilfe zu ermöglichen.

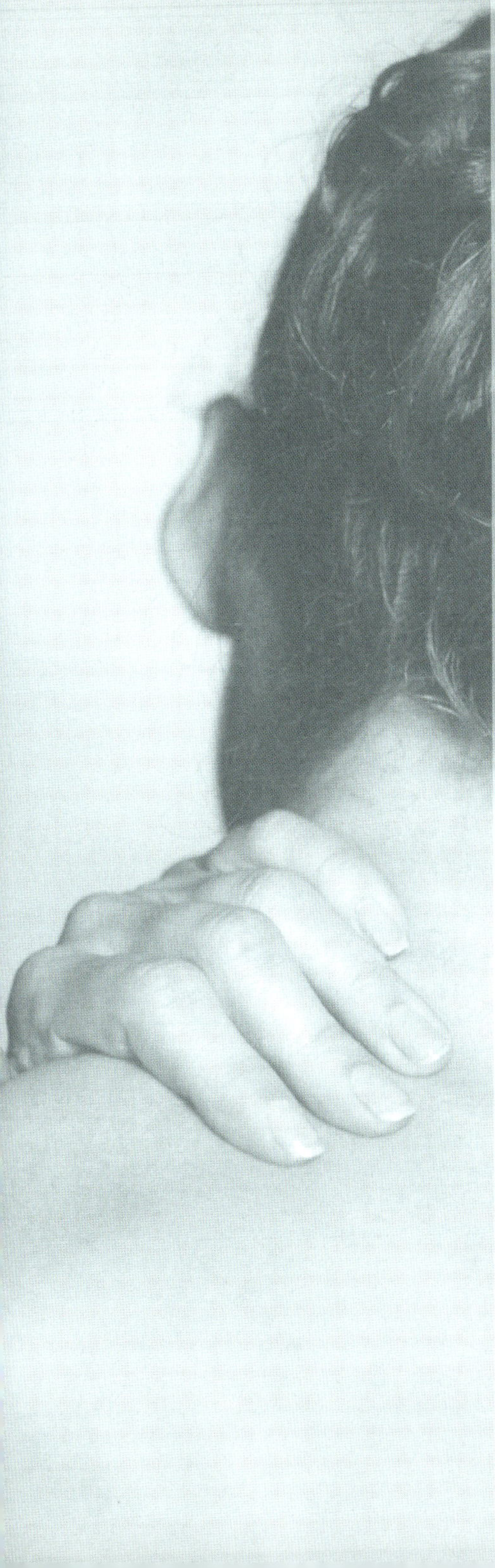

Krankheitsursachen und Krankheitsauslöser

Alle chronischen Erkrankungen gehen mit einer Übersäuerung des Organismus und Störungen der Darmflora einher. Diese Krankheitsursachen auszuschalten steht am Beginn jeder naturheilkundlichen Behandlung.

Übersäuerung – das gestörte Säure-Basen-Gleichgewicht

Sauer macht lustig – aber Übersäuerung macht krank!

Gesundheit bedeutet Harmonie und spiegelt damit die Ausgewogenheit und das Gleichgewicht zwischen den verschiedenen Kräften wider, die auf uns Einfluss nehmen. Damit wir uns körperlich und seelisch rundum wohl und damit auch gesund fühlen, müssen sich die Säuren und Basen unseres Körpers im natürlichen Gleichgewicht befinden. Das Säure-Basen-Verhältnis ist von elementarer Bedeutung für alle Stoffwechselvorgänge in unserem Körper. Eine Störung dieses fein abgestimmten Verhältnisses wirkt sich auf jede unserer Billionen Körperzellen aus und entscheidet maßgeblich über unseren Gesundheitszustand.

Welche chronische Erkrankung unser Körper erleidet, ist von unserer Konstitution und Disposition abhängig.

Bei allen chronischen Erkrankungen lassen sich Störungen des Säure-Basen-Gleichgewichts feststellen. Diese stehen auch immer am Anfang einer vom akuten in ein chronisches Stadium übergehenden Erkrankung, was dieser Störung eine ganz besondere Bedeutung zukommen lässt. Die Regulation eines gestörten Gleichgewichts ist daher unabdingbare Voraussetzung für eine Gesundung.

Bindegewebe und Übersäuerung

Unser Bindegewebe ist als Basendepot anzusehen, das bei Überlastung des Organismus mit sauren Abbauprodukten in der Lage ist, basische Puffersubstanzen abzugeben, um einer Übersäuerung entgegenzuwirken. Erschöpft sich die Fähigkeit des Bindegewebes bzw. wird es über einen längeren Zeitraum von Säuren überflutet, wird aus ihm ein Säuredepot.

Bei ständiger Überflutung des Organismus mit Säuren sind zudem die Ausscheidungsorgane Niere, Leber, Lunge, Darm und Haut nicht mehr in der Lage, die Säuren in kürzester Zeit auszuscheiden. Um einer Überbelastung der Ausscheidungsorgane entgegenzuwirken, bedient sich der Körper des Bindegewebes als vorläufiges Säure- bzw. Schlackendepot. Langfristig gesehen führt dies zu einer allgemeinen Übersäuerung mit schwersten Folgen für unser Immunsystem.

Diese Übersäuerung des Gesamtorganismus nennt sich *Azidose*. Das lateinische Wort »Azidose« bedeutet »sauer«. Entsprechend dem Schweregrad der Übersäuerung unterscheidet man drei Stadien der Azidose:

Stadien der Azidose

- **Latente Azidose:** Das Bindegewebe versagt zunehmend als Depot.
- **Kompensierte Azidose:** Schließt sich der latenten Azidose unmittelbar an und führt infolge des Bindegewebsversagens zu einer Überbeanspruchung der Ausscheidungsorgane.
- **Dekompensierte und manifeste Azidose:** Durch die ständige Überflutung des gesamten Organismus mit zerstörenden und »vergiftenden« Säuren kommt es zum Ausbruch schwerer chronischer Erkrankungen.

Ursachen für eine Übersäuerung

Jegliche lang anhaltende Übersäuerung führt zwangsläufig zu einer chronischen Erkrankung und damit auch bei entsprechender Neigung oder Disposition zu Erkrankungen des rheumatischen Formenkreises.

Übersäuerung ist ein krankheitserhaltender Faktor, der unbedingt beseitigt werden muss.

Als Ursache und als Unterhalter einer Übersäuerung kommen hauptsächlich die nachfolgenden Faktoren in Frage. Jeder einzelne Faktor kann eine Störung im Säure-Basen Haushalt bewirken. In der Regel findet man allerdings bei der Mehrzahl der Patienten mehrere Faktoren, die sich überlagern und kumulierend wirken.

1 Falsche Ernährung

Chronische Fehlernährung führt, bei Versagen der Puffersysteme, zu einem unausgeglichenen Säure-Basen-Gleichgewicht und in der Regel immer zu einer Übersäuerung. Hierbei sind es nicht, wie zumeist angenommen, die sauer schmeckenden Nahrungsmittel, wie z. B. Zitrusfrüchte, die eine Übersäuerung begünstigen, sondern in erster Linie tierische Eiweiße und konzentrierte Kohlenhydrat- und Zuckerprodukte.

2 Chronische Erkrankungen

Bereits bestehende chronische Erkrankungen bzw. Stoffwechselstörungen/-erkrankungen, z. B. Zuckerkrankheit, Lebererkrankungen und Störungen bzw. Erkrankungen der Ausscheidungsorgane (Haut, Lunge, Nieren, Darm) führen immer zu einer negativen Säure-Basen-Bilanz.

3 Übermäßiger Medikamentengebrauch

Chemische Arzneimittel und damit auch Rheumamedikamente führen langfristig eingenommen immer zu einer Gewebsübersäuerung. Als stellvertretendes Beispiel seien hier Schmerzmittel mit dem Wirkstoff Acetylsalicylsäure zu nennen, z. B. Aspirin.

Medikamentenmissbrauch ist häufig Ursache für ein Nierenversagen!

Auch der unkontrollierte Gebrauch von verschreibungsfreien Schmerzmitteln, Schlafmitteln und Appetitzüglern führt bei übermäßigem Gebrauch von Gewebsübersäuerung bis hin zu schweren Organschäden.

4 Genussmittel

Alkohol, Nikotin und Kaffee sind stark säurebildende Genussgifte und sollten gemieden werden. Hochprozentige Alkoholika (Spirituosen) sind unter den alkoholhaltigen Getränken die Säurebilder Nr. 1.

5 Umweltgifte und Nahrungsgifte

Umweltgifte, die über die Luft oder die Nahrung aufgenommen werden, beeinflussen ebenfalls unseren Säure-Basen-Haushalt. Um die Aufnahme von Nahrungsgiften zu verringern, sollten Nahrungsmittel aus biologischem Anbau bevorzugt werden.

6 Stress, negative Emotionen, Lärm

Negativer Stress, auch Disstress genannt, macht uns buchstäblich sauer, und das an Körper und Seele. Stress kann nicht nur zu Magengeschwüren führen, sondern behindert auch die Verdauungsleistung des Magen-Darmtraktes. Infolge der hieraus entstehenden Vergärung unverdauter Kohlenhydrate kommt es zu einer Säurebelastung des Organismus. Der unbedingt notwendige basische Ausgleich durch eine naturbelassene ausgewogene Ernährung fehlt.

»Ich bin sauer!«
»Das ist ja ätzend!«

7 Bewegungsarmut

Bewegungsarmut, aber auch lang anhaltende Muskelverspannungen bedingen eine Sauerstoffunterversorgung der Muskelzellen und führen damit gleichzeitig zu einer erhöhten Ansammlung von Milchsäure im Gewebe.

Hinweise auf ein gestörtes Säure-Basen-Gleichgewicht

- Allgemeine Störungen des körperlichen, aber auch seelischen Wohlbefindens
- Brüchige Nägel
- Mundgeruch und Zungenbeläge
- Welke, trockene und rissige Haut mit vermehrter Faltenbildung
- Schlechter Körpergeruch
- Lustlosigkeit, chronische Müdigkeit, Melancholie, depressive Zustände
- Magendrücken, Verdauungsbeschwerden
- Erhöhte Infektanfälligkeit
- Antriebsschwäche
- Ungeklärte Übelkeit
- Muskelkrämpfe

Wie *Harald Hosch* in seinem Buch »Gesund durch Entsäuerung« schreibt, ist die Übersäuerung schon seit langem auch ein Problem von Kindern und Heranwachsenden – was fraglos sicherlich mit unserer »Zivilisationsernährung« zu tun hat. Es ist daher auch nicht verwunderlich, dass deutlich belastete Eltern häufig vorbelastete Kinder bekommen, die im Laufe ihres Lebens eine erhöhte Allergiebereitschaft zeigen und zu Erkrankungen wie Asthma, Rheuma und Diabetes neigen.

Keine Übersäuerung ohne Krankheit – keine Krankheit ohne Übersäuerung.

Testen Sie Ihren Säure-Basen-Grad!

Der Säure- oder Basengrad des Blutes wird in »pH« gemessen. Die Bestimmung erfolgt im Blutplasma oder Urin. Der »pH-Wert« gibt uns Auskunft über das vorhandene oder auch nicht vorhandene Säure-Basen-Gleichgewicht:

- pH = 7: neutrale Lösung
- pH-Wert > 7: basische oder alkalische Lösung
- pH-Wert < 7: saure Lösung

Bei Patienten mit chronischem Rheuma findet man regelmäßig einen Morgenurin-pH-Wert unter 5,0

Ein pH-Teststreifen, den Sie in jeder Apotheke kaufen können, wird für 1–2 Sekunden in den Strahl des Morgenurins gehalten und die Verfärbung mit der Skala auf der Packung verglichen.

Der ideale pH-Wert des Morgenurins, der noch vor dem Frühstück gemessen werden sollte, liegt zwischen 6,9 und 7,5.

Fraglos werden die Werte der meisten von uns unter diesem Idealwert liegen. Wer regelmäßig Werte unter pH 6,2 misst, sollte unbedingt seine Ernährung umstellen und eine Entsäuerungsmaßnahme durchführen.

Wie reguliere ich mein gestörtes Säure-Basen-Gleichgewicht?

Eine leichte Störung des Säure-Basen-Gleichgewichts lässt sich meist durch eine Ernährungsumstellung bzw. eine Entsäuerungskur in den Griff bekommen. In schwereren Fällen kann das Säure-Basen-Gleichgewicht mithilfe von speziellen Präparaten wieder reguliert werden.

■ Ernährungsumstellung

Grundsätzlich unterscheidet man säurebildende und basenbildende Lebensmittel. Um einen reibungslosen Ablauf der Stoffwechselvorgänge zu gewährleisten, sollte Ihre Nahrung zu 80% aus basischen und zu 20% aus säurebildenden Substanzen bestehen:

Säurebildende Lebensmittel (++ starke Säurebilder, + schwache Säurebilder)

Tierische Produkte	Getreideprodukte	Gemüse	Süßigkeiten	Getränke
Fleisch++	Teigwaren++	Rosenkohl++	Zucker++	hochprozentiger Alkohol++
Fisch++	Weißbrot++	Spargel+	Bonbons++	stark kohlensäurehaltige Getränke++
Wurst++	Weißmehl++		Schokolade+	Bier+
Hartkäse++	Reis+		Eiscreme++	
Quark++	Paranüsse++		Kuchen++	
	Haselnüsse+		Gebäck++	
	Weizen/Roggenvollkornmehl+			
	Vollkornbrot +			

Basenbildende Lebensmittel (++ starke Basenbilder, + schwache Basenbilder)

Gemüse, Salat	Obst	Getreideprodukte	Milchprodukte	Getränke
Gemüsesäfte^{++}	Fruchtsäfte^{++}	Weizen- u. Dinkelkeime^{+}	Molke^{++}	stille Mineralwässer^{++} (natriumhydrogencarbonatreich)
Auberginen^{++}	Äpfel^{++}	Vollsojamehl^{+}	Vollmilch^{+}	Kräutertee^{++}
Blattgemüse^{++}	Bananen^{++}		Buttermilch^{+}	Obstsäfte^{++}
Mangold, Spinat^{++}	Orangen^{++}		Kefir u. Jogurt^{+}	schwarzer Tee^{++} (wenn lange gezogen)
Blattsalate^{++}	Weintrauben^{+}		Sahne^{+}	trockener Wein^{+}
Blumenkohl^{++}	Pfirsiche, Aprikosen^{++}			Getreidekaffee^{+}
Weiß- und Rotkohl^{++}	Trockenobst^{+}			
Wurzelgemüse^{++}	Rübensirup^{++}			
Sellerie, Möhren^{++}	Apfelkraut^{+}			
Rote Bete^{++}				
Meerrettich^{+}				
Kohlrabi^{++}				
Steinpilze, Pfifferlinge^{++}				
Gurken^{++}				
Lauch^{++}				
Rhabarber^{++}				
Kartoffeln^{++}				
Kürbis^{++}				
Feldsalat^{+}				

Entsäuerungskur

Zu Beginn der Kur werden für einen Zeitraum von einer Woche alle Säurebilder gemieden. Weiterhin sollten Sie, soweit hier krankheitsbedingt keine Kontraindikation besteht, täglich mindestens 2 Liter Flüssigkeit zu sich nehmen, um eine optimale Durchspülung des Bindegewebes zu gewährleisten. Als Getränke eignen sich stille Mineralwässer und reines Quellwasser.

Zum Süßen verwenden Sie während der Entsäuerungskur Honig statt Zucker. Mit Zucker gesüßte Speisen entwickeln bei der Verstoffwechselung Säuren. Außerdem ist Zucker ein Vitaminräuber, er entzieht dem Körper Kalk und begünstigt damit auch die Entstehung einer Osteoporose.

Vermeiden Sie Früchte, die schnell gären, z. B. Pflaumen, Süßkirschen und Aprikosen. Säuerliches, ungekochtes Obst hingegen wirkt sich in der Regel günstig auf den Basenhaushalt aus. Bevorzugen Sie Salate, die aus rohen Früchten, Blättern oder Wurzeln bereitet werden, z. B. Löwenzahnsalat.

Wir können immer nur das gut verdauen, was zuvor ordentlich eingespeichelt und gekaut wurde. Wenn Sie sich angewöhnen, jeden Bissen 25-mal zu kauen, werden Sie erstaunt sein, wie plötzlich ihre Verdauungsprobleme verschwinden können und wie schnell überflüssige Pfunde purzeln.

Apfelessig ist ein erprobtes und bewährtes Entsäuerungsmittel. Die flüchtigen Säuren des Essigs werden rasch über die Lunge abgeatmet, so dass nur die basischen Stoffe im Körper bleiben. Diese Basen unterstützen den Abtransport und die Ausscheidung der bereits vorhandenen Säuren und stehen außerdem zur Pufferung neu zugeführter Säuren zur Verfügung.

Trinken Sie bei einer Entsäuerungskur 3-mal täglich 2 Teelöffel Apfelessig aus biologischem Anbau in einem Glas Wasser, bis sich Ihr Urin-pH-Wert normalisiert hat.

Zusätzliche Basenzufuhr durch entsprechende Präparate

Für Patienten, die aufgrund ihrer Erkrankung weiterhin chemische Medikamente einnehmen müssen, aber auch bei einer kompensierten und dekompensierten Azidose empfiehlt sich Einnahme von biologischen Säurepuffern. Dies gilt vor allem für die Fälle, bei denen extreme Abweichungen im Säure-Basen-Gleichgewicht bestehen, d. h. für nahezu alle Erkrankungen des rheumatischen Formenkreises.

Das Präparat »Basica«, das von dem schwedischen Wissenschaftler Ragnar Berg bereits vor mehr als 50 Jahren entwickelt wurde, eignet sich sowohl zum Einstieg in eine Entsäuerungskur als auch in den oben beschriebenen Fällen. Das Granulat, das eine Reihe von Säure puffernden und Säure ausleitenden Substanzen enthält, erhalten Sie in jeder Apotheke. Daneben gibt es weitere empfehlenswerte rezeptfreie Präparate, denen zum Teil auch die wichtigen Teststreifen zur Bestimmung des Urin-pH-Wertes beiliegen.

Empfehlenswerte Säurepuffer

- Basica Pulver
- Alkala N
- Basenmischung Kern
- Dr. Bössers Entsäuerungsalz,

Von Ihrem Apotheker können Sie sich auch das »Basenpulver nach Sanders« mischen lassen:

- Kalium bicarbonicum 10,0
- Natrium phosphoricum 10,0
- Calcicum carbonicum 100,0
- Natrium bicarbonicum 200,0

Erwachsene sollten 2- bis 3-mal täglich 1 Teelöffel auf ein Glas Wasser einnehmen, Kinder entsprechend weniger. Zu beachten ist hier aber unbedingt, dass ein Präparat langfristig gesehen niemals eine Ernährungsumstellung ersetzt.

Rheumatische Erkrankungen und Säure-Basen-Gleichgewicht

Die Übersäuerung zählt zu den wichtigsten Ursachen chronischer Erkrankungen. Dies gilt auch für eine Vielzahl von rheumatischen Erkrankungen, insbesondere für den Weichteilrheumatismus, der chronischen Polyarthritis, dem Morbus Bechterew aber auch der Osteoporose.

Ein gestörtes Säure-Basen-Gleichgewicht kann krankheitsauslösend sein, mit Sicherheit ist es aber in allen Fällen ein wichtiger krankheitsunterhaltender

Faktor. Ohne die Beseitigung eines gestörten Säure-Basen-Gleichgewichts ist eine Linderung oder Heilung einer chronischen Erkrankung grundsätzlich nicht möglich. Besteht erst einmal eine Übersäuerung, wird dieser Zustand sowohl durch die schmerzbedingte Bewegungsarmut als auch durch die Einnahme von Antirheumatika, Cortisonpräparaten u. ä. weiter aufrechterhalten. Auf Dauer gesehen entstehen infolge der Übersäuerung auch gefährliche Eiweißablagerungen an den Haargefäßen, mit der Folge einer zunehmend gestörten Mikrozirkulation. Dies wiederum führt zu einer Sauerstoff- und Nährstoffunterversorgung, die einem Heilungsprozess entgegenwirkt.

Weitere Informationen finden Sie im Internet unter www.saeure-basen-forum.de

Ein gestörter Darm begünstigt und unterhält Rheuma

Nicht unsere Haut, sondern unser Darm ist unsere größte Kontaktfläche zur Außenwelt. Die innere Oberfläche unseres etwa 7 Meter langen Darmes beträgt 200–300 m^2. Auf dieser Fläche halten sich Milliarden von Mikroorganismen auf, die sich in mehr als 1000 verschiedene Stämme aufteilen. Im Idealfall, den wir auch als Gesundheit bezeichnen, leben sie in einem ausgewogenen, friedlichen und sich ergänzenden Miteinander. All diese Bakterien haben spezifische lebensnotwendige und lebenserhaltende Aufgaben. Sie beteiligen sich an der Verdauung, der Aufnahme von Nährstoffen, der Produktion und Unterhaltung einer säurebildenden Schutzflora, der Eliminierung von Schad- und Giftstoffen, der Bildung von lebenswichtigen Vitaminen und leisten nicht zuletzt einen wichtigen Beitrag zur Funktion der körpereigenen Abwehr. Ohne diese Lebewesen im Menschen gäbe es keinen Menschen.

Das optimale Gleichgewicht – die Symbiose der Darmflora

Beträgt die Anzahl der säurebildenden Bakterien oder Mikroorganismen 90% und die der krankmachenden Organismen nicht mehr als 10%, spricht man von einer biologisch ausgewogenen Darmflora.

Ein gesunder Darm ist die Grundlage eines gesunden Körpers. Er garantiert eine optimale körperliche Abwehr und Widerstandskraft gegen Krankheitserreger und hat einen fördernden Einfluss bei Heilungsprozessen.

Das gestörte Gleichgewicht – die Dysbiose

Wird das fein abgestimmte Gleichgewicht der verschiedenen Bakterienstämme gestört, z. B. durch eine plötzliche Überflutung mit körperschädigenden Stoffen oder auch durch eine andauernde einseitige Ernährung, gerät das bisher ausgewogene Gleichgewicht ins Wanken. Eine besonders wichtige Schutzwirkung gegen Fremdkeime haben milchsäurebildende Bakterien wie *Lactobacillus acidophilus* und *Bifidobacterium bifidum*. Während man das Bifidobakterium bei gestillten Säuglingen und Kleinkindern noch in ausreichendem Maße antrifft, ist dieser Darmbewohner in der Darmflora der meisten Erwachsenen schon nicht mehr vorhanden. Die Folge ist zumeist eine Dysbiose, eine schwerwiegende Störung des physiologischen Darmmilieus, mit langfristig gesehen verheerenden Folgen für unsere gesamte körperliche, aber auch psychische Gesundheit.

Von Natur aus besitzt der Mensch die Fähigkeit der Selbstreinigung des Darmes. Bedauerlicherweise ist in unserer Zeit bei den meisten Menschen diese Fähigkeit weitgehend verloren gegangen. Gründe hierfür sind schlechte Ernährungsgewohnheiten, mangelnde Darmtätigkeit und eine bereits zerstörte Darmflora in Dünn- und Dickdarm.

Häufige Ursachen für eine Dysbiose

- Antibiotika, Chemotherapeutika, Cortison- und Antiseptikatherapie
- Anatomische Störungen des Magen-Darm-Traktes
- Medikamentenmissbrauch (Schmerztabletten, Antirheumatika, Schlafmittel, Abführmittel)
- Schwere Infektionskrankheiten
- Übermäßige Belastung durch Umweltgifte, Insektizide, aber auch Amalgam
- Ernährung, z. B. Mastfleischproduktion mit Antibiotikafutter.
- Konservierte, aromatisierte und gefärbte Lebensmittel
- Einseitige Ernährung
- Alkoholmissbrauch
- Psychische Überbelastungen und schwer belastende Ereignisse (psychische Traumata), Trauer, Verlust, Stress, schwere Konflikte usw.

Bei bestehender Dysbiose werden bestimmte Anteile der Nahrung nicht rechtzeitig aufgenommen und fallen der bakteriellen Zersetzung anheim. Nicht verdaute Kohlenhydrate vergären und führen zur Bildung von Fuselalkoholen, die wiederum die Leber schwer belasten und aus dem Erkrankten einen quasi ständig »Angetrunkenen« machen, ohne dass er Alkohol getrunken hat. Nicht ordnungsgemäß verdaute essenzielle Eiweiße führen zur Bildung von Fäulnisgiften, die ebenso wie die Fuselalkohole im Verdacht stehen, Krebserkrankungen verursachen zu können. Nach und nach wird der gesamte Organismus von den Fäulnisgiften überschwemmt und geschädigt.

Diagnose der Dysbiose

Die Verdachtsdiagnose ergibt sich aus der Krankenvorgeschichte, den eingenommenen Medikamenten und den geschilderten Beschwerden und Symptomen des Patienten. Bei der Untersuchung zeigt sich der Bauch und insbesondere der absteigende Teil des Dickdarms besonders druckempfindlich. Zur endgültigen Abklärung und Bestätigung der Verdachtsdiagnose sollte Ihr Behandler mittels der Uricolor-Harn-Untersuchungsmethode Ihren Urin auf *»Indikan«* untersuchen. Erhöhte Indikanwerte im Urin entstehen durch einen unvollständigen Abbau von Eiweiß im Darm und sind ein wichtiger Hinweis auf eine bestehende Darmfäulnis und damit auf eine Dysbiose. Zusätzlich empfiehlt sich, eine bakteriologische Stuhluntersuchung durchführen zu lassen.

Dysbiose steht am Anfang vieler rheumatischer Erkrankungen

Bei nahezu allen chronischen Erkrankungen findet man eine Dysbiose. Sie ist sowohl Wegbereiter und Vorbote chronischer Erkrankungen als auch die Folge bereits bestehender chronischer Erkrankungen. Im Rahmen der klassischen Rheumatherapie ist die Einahme von Cortison, Antirheumatika und Immunsuppressiva die häufigste Ursache für die Störung der Darmflora. Dass ihr Einsatz bei entsprechend schweren Verlaufsformen oft die zur Zeit einzige Möglichkeit darstellt, um hochakute Entzündungszustände schnellstmöglich einzudämmen, steht außer Frage. Doch sollte ein Einsatz dieser Chemotherapeutika im Hinblick auf die schweren Nebenwirkungen soweit wie möglich zeitlich begrenzt, und die Dosis so niedrig wie nur möglich gehalten werden.

Während auf der einen Seite Dysbiosen erst infolge der Darmflora schädigenden Medikamente entstehen, kann eine Schädigung der Darmflora auch am Anfang einer rheumatischen Erkrankung stehen und sie bei entsprechender

Veranlagung begünstigen oder verursachen. Dies gilt z. B. für die Gruppe der »reaktiven Arthritiden«, die durch Darmbakterien wie Salmonellen, Yersinien, Shigellen und Campylobacter verursacht werden. Weiterhin sind in diesem Zusammenhang chronisch-entzündliche Erkrankungen mit autoaggressivem Charakter zu nennen, wie die chronische Polyarthritis und die Bechterew-Erkrankung. Aufgrund der gestörten Vitamin- und Mineralstoffaufnahme begünstigt und verstärkt eine bereits bestehende Dysbiose auch eine Osteoporose.

Viele Krankheiten werden durch Schädigungen der Darmbakterienkulturen hervorgerufen.

Therapie der Dysbiose: die Symbioselenkung

Unter Symbioselenkung versteht man die Wiederherstellung eines gesunden, ausgeglichenen Darmmilieus mit den dort lebenden Bakterien, die mit dem Menschen eine Lebensgemeinschaft, also eine Symbiose eingegangen sind.

Eine Symbioselenkung sollte immer von einem erfahrenen Behandler und niemals in Eigenregie durchgeführt werden!

Im Wesentlichen besteht eine Symbioselenkung aus folgenden Schritten:

- **1. Schritt: Regulation des Säure-Basen-Gleichgewichts**
  Da die krankmachenden Bakterien der entarteten Darmflora sehr empfindlich auf Sauerstoff reagieren, werden sie zunächst durch die Einnahme von sauerstoffbildenden Arzneimitteln stark verringert, z. B. Ozovit Pulver.
  Neben der Einnahme von Basenpräparaten, z. B. Basica Pulver oder Bullrich-Salz, sollte man blähende und schwer verdauliche Nahrungsmittel meiden, wie Schweine-, Gänse- und Entenfleisch, jegliches Mastfett, gehärtete Fette, raffinierte Öle und raffinierten Zucker, unreifes und gekochtes Obst, Backwaren aus Auszugsmehl, Bohnenkaffee und alkoholische Getränke.
  Daneben empfiehlt es sich während der ersten zwei Wochen der Symbioselenkung auf Hühnereier, Kuhmilch, sowie alle Produkte, die aus Kuhmilch oder Hühnereiern bestehen, zu verzichten (z. B. Eierteigwaren, Kuchen, Torten, Paniertes, Mayonnaise, Butter, Käse, Jogurt).

- **2. Schritt: Vorbereitung der Darmflora für die Aufnahme gesunder Bakterien**
  Zum Aufbau eines neuen und gesunden Darmmilieus werden Arzneimittel eingenommen, die den Körper für die Aufnahme gesunder Bakterien vorbereiten, gleichzeitig bestehende Entzündungen bekämpfen und den mit Darmgiften überschwemmten Organismus entgiften, z. B. Markalakt-Pulver, Amara-Mischung oder Trink-Moor-Präparate.

Die genannten Medikamente sind nur als Beispiele zu betrachten.

Zusätzlich gilt es, die Leber zu aktivieren und zu stärken. Hierzu wird eine Lebertherapie mittels entsprechender Phytotherapeutika (pflanzliche Heilmittel) und Homöopathika durchgeführt.

- **3. Schritt: Wiederansiedlung von gesunden Milchsäure- und Bifidobakterien und gegebenenfalls zusätzliche Gabe von E.-coli-Keimen**
  In dieser Phase erfolgt der Wiederaufbau der schützenden Darmschutzflora durch Einnahme von lebenden, gesunden Bakterien, z. B. in Form spezieller Sauermilcherzeugnisse (Sanoghurt) oder gewöhnlicher Milchprodukte (Quark, Dickmilch, Buttermilch). Falls erforderlich erfolgt anschließend der Einsatz von Bakterienstämmen (*L. acidophilus* und Bifidobakterien) in Form spezieller Präparate (Acidophilus-Präparate, Eugalan forte) oder besonderer Milcherzeugnisse (Bioghurt-Biogarde-Produkte), oder Eingabe bzw. Einnahme von hochwertigen Fremd- oder Auto-Coli-Kulturen, z. B. durch Präparate wie (Symbioflor II-)Coli-Kapseln peroral oder Auto-Kulturen.

- **Regelmäßige Wiederholung**
  Da Rheumapatienten in aller Regel auch weiterhin neben ihren naturheilkundlich-biologischen Medikamenten bestimmte chemische Medikamente einnehmen müssen, sollte die Symbioselenkung einmal jährlich wiederholt werden.

Was Sie bei der Symbioselenkung beachten sollten

Die Symbioselenkung sollte nur durch einen erfahrenen Behandler durchgeführt werden!

Bereits zu Beginn der Symbioselenkung sind zusätzliche Vitamingaben notwendig, da durch die Dysbiose eine verminderte Vitaminaufnahme und damit die Gefahr von Vitaminmangelerkrankungen besteht. Bei chronisch-entzündlich rheumatischen Erkrankungen empfiehlt sich nach der 2–3 Monate dauernden Symbioselenkung auch weiterhin eine entsprechend hochdosierte Gabe der antioxidativen Vitamine C und E.

Während der Symbioselenkung sollten Sie täglich ca. 2 Liter Flüssigkeit, bevorzugt Heiltees, zu sich nehmen. Fruchtsäfte bitte während der Kur meiden.

Grundsätzlich empfiehlt es sich – zumindest während des Zeitraums der Symbioselenkung (12–14 Wochen) – die Ausscheidungs- und Entgiftungsorgane Leber und Nieren, aber auch die Bauchspeicheldrüse durch entsprechende naturheilkundliche Medikamente zu stärken.

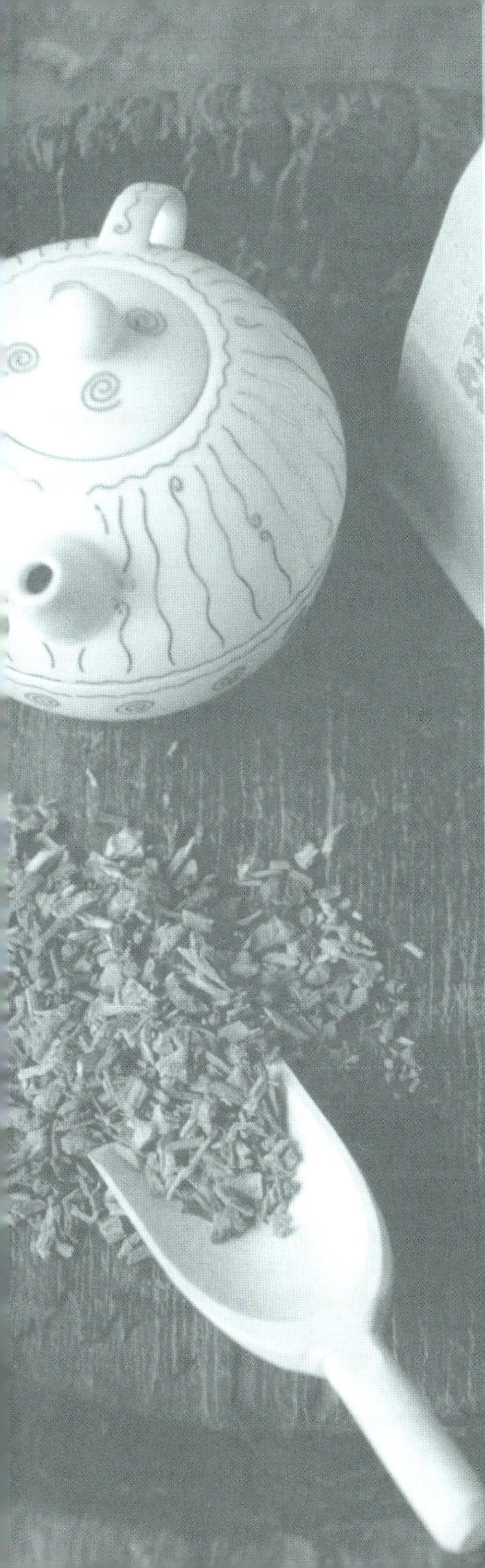

Naturheilkunde bei rheumatischen Erkrankungen

In diesem Kapitel werden Ihnen wirkungsvolle naturheilkundliche Verfahren vorgestellt, die Sie selbst zu Hause anwenden können.

Ätherische Öle zur äußerlichen Anwendung

Ätherische Öle zählen zu den ältesten Heilmitteln und haben sich auch in der naturheilkundlich orientierten Rheumatherapie als sanfte, aber wirksame Heilmittel ohne Nebenwirkungen bewährt. Als Badezusatz unterstützen sie die muskelentspannende und schmerzlindernde Wirkung des Bades. Als Einreibemittel wirken sie direkt auf die betroffene Muskulatur oder Gelenke. Zur äußerlichen Anwendung haben sich bei rheumatischen Erkrankungen die folgenden ätherischen Öle als erfolgreich und behandlungsunterstützend gezeigt.

Arnikaöl

Das ätherische Öl dieser bis zu 60 cm hohen, in ganz Europa verbreiteten Pflanze hat eine entzündungshemmende, wundheilungsfördernde und schmerzlindernde Wirkung. Es eignet sich als Einreibung bei weichteilrheumatischen Erkrankungen, aber auch bei Muskelzerrungen, Quetschungen und Blutergüssen.

Fichtennadelöl und ätherische Öle anderer Kieferngewächse

Die Wirkung des Fichtenrindenextraktes als Badezusatz wird im Kapitel »Bäderheilkunde« (S. 38) näher beschrieben. Das ätherische Fichtennadelöl zeigt bei äußerlicher Anwendung eine noch leicht gesteigerte Wirkung. Das Öl, das auch Bestandteil des in vielen Krankenhäusern benutzten Franzbranntweines ist, findet Anwendung bei allen rheumatischen Erkrankungen, insbesondere weichteilrheumatischen Beschwerden, wie Muskelschmerzen, aber auch bei Erkrankungen der Atmungsorgane.

Johanniskrautöl

Diese bis zu 1 m hohe Pflanze ist in ganz Europa beheimatet. Als Tee kommt sie vor allem bei Frauenkrankheiten, aber auch bei nervösen Beschwerden, Neuralgien, Magen-, Darm- und Gallenbeschwerden zur Anwendung. Das Johanniskrautöl ist ein wirksames Einreibemittel bei weichteilrheumatischen Beschwerden, Rückenschmerzen, Ischialgien, Lumbalgien, Nervenschmerzen und Hexenschuss. Es wirkt schmerzlindernd und entzündungshemmend.

Bei der Anwendung sollte beachtet werden, dass es insbesondere bei hellhäutigen Personen zu einer *Photosensibilisierung* kommen kann. Aus diesem Grund sollte man nach einer Einreibung die betroffenen Stellen nicht direkt dem Sonnenlicht aussetzen.

Pfefferminz- und Minzöle

Wegen der schmerzlindernden Wirkung des in der Pfefferminze enthaltenen Menthols kann dieses Öl als Einreibung eingesetzt werden bei schmerzhaften Gelenkerkrankungen, insbesondere auch bei weichteilrheumatischen Erkrankungen, Arthritis und bei Neuralgien.

Brennnesselspiritus

Die Brennnessel findet bei Erkrankungen des rheumatischen Formenkreises Verwendung als Tee, aber auch als Spiritus. Der Brennnesselspiritus wird tropfenweise in die Haut einmassiert und wirkt stark durchblutungsfördernd, stoffwechselanregend und damit auch entschlackend, schmerzlindernd und entgiftend auf das Bindegewebe.

Anwendung von ätherischen Ölen

Ätherische Öle haben meist einen charakteristischen aromatischen Geruch und sind leicht flüchtig. Damit sich diese Öle bei Einreibungen nicht allzu schnell verflüchtigen und über die Haut aufgenommen werden können, empfiehlt es sich, nach der Einreibung kleinere Bereiche durch einen Verband, größere Bereiche durch ein Abdecktuch zu schützen.

Bach-Blüten-Therapie

Der Mensch besteht aus Körper, Geist und Seele. Es gibt keine Krankheiten, die nur den Körper, den Geist oder nur die Seele betreffen. Dieser Meinung waren Aristoteles, Platon, Hippokrates – und auch der englische Arzt *Edward Bach*. Er vertrat die Meinung, dass körperliche Gesundheit erst dann wieder eintreten kann, wenn auch die innere Harmonie und damit die seelische Gesundheit wieder hergestellt wurde. Um dies zu erreichen, entwickelte er eine Therapie mit

38 Blütenessenzen, die genau definierten psychischen Störungen entsprechen und diese reduzieren oder gänzlich auslöschen können.

Bach-Büten-Essenzen wirken in erster Linie über die Psyche, greifen hier regulierend und harmonisierend ein und wirken damit letztendlich auch sehr tiefgreifend auf unseren Körper und die uns belastenden Krankheiten. Die oftmals erstaunlichen Erfolge dieser sanften und auch nebenwirkungsfreien Therapie können, was immer ratsam ist, zusätzlich durch eine bewusste Arbeit an der eigenen Persönlichkeit gesteigert werden.

Bis auf eine Ausnahme (Rock Water = Wasser aus einer Felsenquelle) werden alle Essenzen ausschließlich aus von Dr. Bach ausgewählten und geprüften Blüten und nach einem von ihm entwickelten Verfahren hergestellt. Die in England hergestellten »Original Dr. Bach-Blüten-Essenzen« können über jede Apotheke rezeptfrei bezogen werden. In England, Holland und der Schweiz werden sie auch in Drogerien und Bioläden verkauft.

Die Auswahl des passenden Mittels

Bei der Auswahl des passenden Mittels ist größtmögliche Sorgfalt walten zu lassen. Informieren Sie sich über alle 38 Mittel, bevor Sie sich für ein Mittel entscheiden. Meist ist es auch erforderlich, mehrere Mittel (nicht mehr als 6) miteinander zu kombinieren. Eine Kurzbeschreibung der Bach-Blüten-Essenzen finden Sie auf S. 32

Nehmen Sie sich Zeit für Ihre Entscheidung.

Für die passende Auswahl muss nicht jeder Schlüsselbegriff absolut zutreffen. Mit manchen der hier genannten Begriffen wird man sich nur eher ungern identifizieren, da sie einem zu negativ erscheinen. Lesen Sie sich jeden Schlüsselbegriff in Ruhe durch und überdenken sie ihn für mindestens eine Minute.

Die richtige Auswahl der Essenzen setzt eine gewisse *Selbsterkenntnis* voraus, d. h. dass man sich und damit auch die eigene Struktur realistisch erkennt. An dieser Stelle eine kleine Hilfe: Das, was uns am meisten an anderen Menschen stört, was wir an anderen nicht leiden mögen, vielleicht sogar hassen, ist zumeist genau das, was wir in uns selbst tragen. Die uns umgebende Welt ist sozusagen nur ein Spiegel, in dem wir nur uns selbst sehen und erkennen. Was nicht in uns ist, können wir in diesem Spiegel auch nicht sehen oder erkennen, d. h. was nicht in uns selbst ist, wird uns auch nicht stören.

Agrimony hilft bei der Selbsterkenntnis.

Bei der Selbsterkenntnis kann die Essenz »Agrimony« helfen. Diese Essenz hilft durch Stärkung des Wahrheitsbedürfnisses und der Ehrlichkeit, sich selbst besser kennen zu lernen und sollte deshalb vor der Selbstauswahl weiterer individuell passender Essenzen für die Dauer von 2–3 Wochen eingenommen werden (3- bis 4-mal täglich 2 Tropfen der unverdünnten Essenz auf die Zunge).

Wichtig für die richtige Wahl des Mittels ist außerdem nicht der Name der Erkrankung, sondern Ihr momentan vorliegender psychischer Zustand. Um ihn zu ermitteln, sollten Sie sich immer die Fragen stellen »Welche Wirkung hat die Krankheit auf meine Psyche?« Bin ich z. B. mutlos, lustlos, verärgert, gereizt, bekümmert, enttäuscht, traurig oder ängstlich? Fühle ich mich verfolgt, beobachtet, kontrolliert, missverstanden oder ungerecht behandelt? Entscheidend für die passende Wahl ist nicht der Grund, *warum* dieses Gefühl entstanden ist, sondern Ihre Reaktion, das heißt das Gefühl selbst.

Lassen Sie Ihre Wahl überprüfen, z. B. durch Ihren Partner, Freund, Ehemann/-frau oder einen Menschen, der Sie gut kennt. Sollte er/sie zu einem anderen Ergebnis kommen, so besteht die Möglichkeit der sachlichen Einigung – oder Sie benutzen beide oder mehrere Essenzen. Mischungen aus mehr als 6 Essenzen zeigen jedoch nur noch sehr geringe Wirkung oder sind gänzlich wirkungslos, 3–4 Essenzen hingegen können noch sehr wirkungsvoll sein.

Rescue- oder Notfalltropfen sind ein Mischung einiger Bach-Blüten-Essenzen. Sie finden Anwendung in Notfall-, Schock- oder Verzweiflungssituationen und zeigen ihre Wirkung in nur wenigen Minuten. In verzweifelten Krankheits-, aber auch Lebenssituationen sind sie das Mittel, das, ohne zu betäuben, schnell wieder Kraft und Lebensmut aufkommen lässt. Gerade mit den Rescue-Tropfen, die unverdünnt direkt auf die Zunge (5 Tropfen genügen) gegeben werden, durften wir so manches kleine »Wunder» an Patienten in scheinbar aussichtslosen Situationen (auch Schmerzsituationen) erleben.

Wie dosiert man Bach-Blüten-Essenzen?

Die Dosierung sollte soweit möglich individuell, aber niemals zu hoch gewählt werden. Zu Beginn einer Therapie tropft man für ca. eine Woche etwa 3- bis 4-mal täglich 2 Tropfen der unverdünnten Essenz direkt auf die Zunge. Zur anschließenden Langzeittherapie wird die Essenz jeweils zur Hälfte mit abgekochtem Wasser und 10%-igem Alkohol verdünnt.

Eine höhere Haltbarkeit ist durch eine Verdünnung mit 30- oder 36%-igem Alkohol möglich, z. B. Korn oder Branntwein. Hierzu gibt man 5 Tropfen der Essenz auf 20 ml Verdünnung bzw. 25 Tropfen auf 100 ml Verdünnung. Entsprechende Fläschchen, die zwecks optimaler Dosierung mit einer Pipette versehen sein sollten, sind in jeder Apotheke erhältlich.

Kurzbeschreibung der Bach-Blüten-Essenzen

Name der Blüten-Essenz	Schlüsselbegriffe
Agrimony (Odermennig)	Psychische Ebene: Ruhelosigkeit, keinen Frieden finden, viele Sorgen, Süchte (Alkohol, Drogen), viele Masken tragen, Gefühle verleugnen, Konfliktscheu, Unehrlichkeit. Körperliche Ebene: Verstopfung, Verkrampfungen, allgemein rheumatische Beschwerden (als Basismittel), Schlafstörungen.
Aspen (Zitterpappel)	Psychische Ebene: Lebensangst, ängstliche Ahnungen, Bangigkeit, unerklärliche Ängste, innerliche Panik. Körperliche Ebene: vegetative Labilität, schnelles Herzklopfen, Herzschwäche, Wetterfühligkeit, hormonelle Störungen, Durchfallerkrankungen mit ängstlicher Stimmung. Aspen wird häufig mit Mustard kombiniert.
Beech (Rotbuche)	Psychische Ebene: übertriebene nach außen zur Schau getragene Toleranz und Großzügigkeit, die auf eine tiefsitzende unbewusste Intoleranz zurückzuführen ist. Körperliche Ebene: Hauterkrankungen, Störungen der Ausscheidungsorgane.
Centaury (Tausendgüldenkraut)	Psychische Ebene: übertriebene Gutmütigkeit, man lässt sich ausnützen, auch Unterwürfigkeit. Um des Friedens willen nachgeben, Selbstverleugnung, Unselbständigkeit. Körperliche Ebene: allgemein Wirbelsäulenbeschwerden, Rückenschmerzen.
Cerato (Bleiwurz)	Psychische Ebene: Wenn man ständig andere um Rat fragen muss. Unsicherheit, unterentwickeltes Selbstbewusstsein. Sich gerne einer Autorität unterordnen. Körperliche Ebene: Gelenkerkrankungen, alle Erkrankungen, die mit Unsicherheit oder Ratlosigkeit einhergehen.
Cherry Plum (Kirschpflaume)	Psychische Ebene: Neigung zu Kurzschlussreaktionen, Amokgefahr, emotionale Überbelastung, schwer kontrollierbare Gefühle, seelischer und emotionaler Überdruck, auch Selbstmordgefahr. Körperliche Ebene: Bluthochdruck, Muskelverhärtungen, Krämpfe, Gelenkversteifung.

Name der Blüten-Essenz	Schlüsselbegriffe
Chestnut Bud (Knospe der Rosskastanie)	Psychische Ebene: immer wieder den gleichen Fehler machen, Erkenntnisschwäche, Zerstreutheit, Lernschwäche, Unaufmerksamkeit. Körperliche Ebene: chronische Erschöpfung.
Chicory (Wegwarte)	Psychische Ebene: übertriebenes Mitleid und Selbstmitleid, Hang zur Gefühlstyrannei und Gefühlsterror, schnell beleidigt sein, Egoismus, egoistische Eifersucht, Überanhänglichkeit, unnormal starkes Liebesbedürfnis, der Wunsch zu dienen, Gehemmtheit. Körperliche Ebene: körperliche Stauungen aller Art.
Clematis (Weiße Waldrebe)	Psychische Ebene: Illusionen und Phantasien (z. B. Glücksspieler, aber auch Religionsfanatiker oder Wahn), gestörtes Verhältnis zur Realität, Unaufmerksamkeit, Gedanken sind ständig auf Wanderschaft, wenig Widerstand gegen Krankheit und Tod, Gleichgültigkeit gegen das Diesseits, in einer anderen Welt leben, Todessehnsucht. Körperliche Ebene: Tendenz zur Ohnmacht, Suchtneigung (Alkohol, Tabletten), Blutunterdruck, sich aufgeben.
Crab Apple (Holzapfel)	Psychische Ebene: Ekel, krankhaftes Sauberkeits- und Ordnungsbedürfnis, Zwangsmoral, Gefühl der seelischen oder körperlichen Verunreinigung oder Vergiftung. Körperliche Ebene: chronische Krankheitsherde und generell chronische Erkrankungen. Hautkrankheiten wie z. B. Akne, Allergien, Ekzeme usw., Nierenbeschwerden, Bindehautentzündung. Allgemein zur Blutreinigung.
Elm (Ulme)	Psychische Ebene: Leistungs- und Lebenskrisen, Situationen, denen man sich plötzlich nicht mehr gewachsen fühlt. Plötzliche Versagensangst, aber auch unkontrollierter Ehrgeiz. Körperliche Ebene: akute Erkrankungen, z. B. Gichtanfall, Migräne. (Hier ggf. Rescue-Tropfen miteinbeziehen.)
Gentian (Herbstenzian)	Psychische Ebene: schnelle Entmutigung, mangelnde Durchhaltekraft und Willensschwäche. Depressionen bei Misserfolgen, Inkonsequenz, zu große Nachgiebigkeit. Körperliche Ebene: Rückfälle im Heilungsprozess (Rezidive).
Gorse (Stechginster)	Psychische Ebene: großer Pessimismus, Hoffnungsverlust, absolute Resignation, zu nichts mehr bereit, da doch alles sinnlos. Körperliche Ebene: schwerste Erkrankungen mit schlechter Prognose. (Ggf. Rescue-Tropfen miteinbeziehen!)

Name der Blüten-Essenz	Schlüsselbegriffe
Heather (Heidekraut)	Psychische Ebene: Eitelkeit, vorlaute Geschwätzigkeit, Furcht vor Nichtbeachtung, Übertreibungen, Angeberei, pfauenhaftes Verhalten, Geltungstrieb, sich in den Vordergrund spielen, aber auch Einsamkeit und Furcht vor dem Alleinsein. Körperliche Ebene: Herz- oder Lungenerkrankungen.
Holly (Stechpalme)	Psychische Ebene: Reizbarkeit, Aggressivität, Rachsucht, Misstrauen und Eifersucht. Hitziger Charakter mit Überreaktionen, unbegründete Verstimmung, Gehässigkeit. Körperliche Ebene: akute, sehr plötzlich einsetzende starke Entzündungen, aber auch Lebererkrankungen. Ischiasbeschwerden, die nach Ärger oder Wut auftreten.
Honeysuckle (Geißblatt)	Psychische Ebene: wehmütige Erinnerungen, Trauer, Heimweh, nicht verarbeiteter Verlust, übertriebene Nostalgie, Neigung zu Süchten! Körperliche Ebene: Empfindlichkeit, Überreaktion des Immunsystems. (Autoimmunerkrankungen wie chron. Polyarthritis, M. Bechterew.)
Hornebeam (Weißbuche)	Psychische Ebene: Überforderungsgefühle, Versagensängste, grundlos pessimistische Lebenseinstellung, Enttäuschungen, Konfliktscheu. Körperliche Ebene: Flucht in die Krankheit, Lebererkrankungen und -schwäche, allmorgendliche Antriebslosigkeit und körperliche Schwäche.
Impatiens (Drüsiges Springkraut)	Psychische Ebene: Unruhe, nervöses Temperament, nervöse Schlafstörungen, Oberflächlichkeit, Eile, übereilte Entschlüsse, Hetze, Gefühl von Getriebensein, Zappeligkeit bei Kindern, Schnelligkeit um jeden Preis, ewiger Zeitdruck, schnelle psychische Ermüdung. Körperliche Ebene: akute Schmerzen, Juckreiz, Kribbeligkeit, Neurodermitis, leichtes Zittern, Krampfkrankheiten, Durchfälle, Darmerkrankungen. Passend bei rheumatischen Erkrankungen, wenn Bewegung die Beschwerden bessert. Ischiasbeschwerden, die durch Hektik entstanden sind.
Larch (Lärche)	Psychische Ebene: mangelndes Selbstvertrauen, Minderwertigkeitskomplexe, Schüchternheit, Zaghaftigkeit, leichtes Erröten, nie an sich selber denken, selbstkritische Bescheidenheit, Neigung zu schnellem Verzicht und Aufgeben, Versagensängste, unterdrückte Kindheit oder Partnerschaft. Körperliche Ebene: Rückenschmerzen, Wirbelsäulenerkrankungen wie Morbus Bechterew, Morbus Scheuermann und auch Osteoporose bei Frauen nach dem Klimakterium.

Name der Blüten-Essenz	Schlüsselbegriffe
Mimulus (Gauklerblume)	Psychische Ebene: Wehleidigkeit, allgemeine Ängstlichkeit, auch nach traumatischen Erlebnissen, übertriebene Furcht, Schüchternheit, fehlendes Urvertrauen, Erwartungsangst, stilles Erdulden ohne Widerstand. Körperliche Ebene: starke Erschöpfung und Entkräftigung. die nicht im Verhältnis zur körperlichen Ursache steht, leichte Ermüdbarkeit, Abneigung gegen Lärm und Fragen, Magenbeschwerden.
Mustard (Wilder Senf)	Psychische Ebene: Freudlosigkeit, Schwermut, unbegründete Depressionen, periodischer Weltschmerz, Launenhaftigkeit, Niedergeschlagenheit, Traurigkeit. Mangelnde Lebensfreude, Sinnlosigkeit, Unlust. Körperliche Ebene: Wirbelsäulenerkrankungen, Lebererkrankungen, Suchtverhalten.
Oak (Eiche)	Psychische Ebene: starre, übertriebene Verantwortlichkeit, Pflichtzwang, Selbstaufopferung, Dauerstress, Verbissenheit, Unnachgiebigkeit. Körperliche Ebene: degenerative Gelenkerkrankungen (Arthrosen aller Gelenke), Wirbelsäulenerkrankungen, Muskelverhärtungen, Bluthochdruck, Leber- und Gallenerkrankungen, Schilddrüsenstörungen, Grauer Star.
Olive (Blüte des Ölbaums)	Psychische Ebene: schwere seelische Erschöpfungszustände. Körperliche Ebene: körperliche Erschöpfung nach schweren Krankheiten, chronische Herzschwäche, Anämie, parasympathikotone Lage des Nervensystems (u. a. bei rheumatischen Begleiterkrankungen wie Morbus Crohn).
Pine (Schottische Kiefer)	Psychische Ebene: Schuldgefühle, Selbstablehnung, Selbstverurteilung, krankhafter Perfektionismus, Gewissensbisse, Überempfindlichkeit gegen Kritik. Körperliche Ebene: muskuläre Beschwerden, Nackensteifigkeit, sexuelle Probleme bzw. übertriebene Schamgefühle.
Red Chestnut (Rote Kastanie)	Psychische Ebene: krankhaftes sich Sorgen machen, niederdrückendes Mitleid, starke Empfindsamkeit, fehlendes Schicksalsvertrauen und Schicksalsnegativität, ängstlich-pessimistische Einstellung, Selbstmitleid, krankhafte Selbstaufopferung mit Sorgen. Körperliche Ebene: nervöse Störungen, Kreislaufstörungen, Herzbeschwerden, Lungenerkrankungen.

Name der Blüten-Essenz	Schlüsselbegriffe
Rock Rose (Gelbes Sonnen-röschen)	Psychische Ebene: Furcht vor etwas Größerem als materielle Dinge, tiefe Verzweiflung, psychische Labilität, Paniktendenzen. Körperliche Ebene: Kreislaufversagen, Schwächeanfälle, Allergien, Durchfall. Auch hier empfiehlt es sich, Rescue-Tropfen kurzfristig miteinzubeziehen!
Rock Water (Wasser aus Heilquellen)	Physische Ebene: Zwanghaftigkeit, Selbstquälerei, Selbstunterdrückung, übertriebene Selbstkontrolle, Krampfhaftigkeit, Märtyrerverhalten. Körperliche Ebene: Verkrampfungs- und Spannungszustände an Bewegungsapparat, Gelenken und Muskulatur (z. B. ständige Wirbelkörperblockaden, wenn die psychische Ebene passt: Bechterew-Erkrankung, Schulter-Arm-Syndrom, Fibromyalgie, generalisierte Tendomyopathie, häufige Wadenkrämpfe).
Scleranthus (Einjähriges Knäul)	Psychische Ebene: Unentschlossenheit, Entscheidungsschwäche, Konzentrationsschwäche, Zerstreutheit, Sprunghaftigkeit, Stimmungslabilität. Körperliche Ebene: wechselhafte Krankheiten, wandernde Beschwerden und Schmerzen (z. B. Fibromyalgie), wechselnde Temperaturen, Rückschläge in der Genesung.
Star of Bethlehem (Doldiger Milchstern)	Psychische Ebene: nach seelischer Erschütterung, nicht vergessen können, unerträglich erscheinende Lebenssituation, Situation nach sehr schlechter Nachricht, Schock, der nicht überwunden werden kann. Körperliche Ebene: Unfallfolgen, körperlicher Zusammenbruch, Darmerkrankungen, Durchfälle (z. B. Colitis ulcerosa als rheumatische Begleiterkrankung beim Morbus Bechterew).
Sweet Chestnut (Edel-kastanie)	Psychische Ebene: Ausweglosigkeit, akute Hoffnungslosigkeit, Verzweiflung. Körperliche Ebene: alle Erkrankungen, die mit Verzweiflung einhergehen. Körperliche Reaktionsstarre, Unfähigkeit, situationsgerecht und schnell zu reagieren. Man fühlt sich überrannt.
Vervain (Eisenkraut)	Psychische Ebene: Übereifer, Fanatismus, starre Prinzipien, Maßlosigkeit, Einseitigkeit, Aufdringlichkeit. Körperliche Ebene: Rückenschmerzen, Muskelverspannungen, Schlaflosigkeit, Bluthochdruck, Verkrampfungen und Erkrankungen, die mit Verkrampfungen einhergehen.

Name der Blüten-Essenz	Schlüsselbegriffe
Vine (Weinrebe)	Psychische Ebene: Dominanzbedürfnis, Sturheit, starre Überzeugungen, Dogmatismus, Pedanterie, Oberlehrertum, Bevormundung, Hang zu führen. Körperliche Ebene: Verkalkungen, z. B. der Gefäße, aber auch der Gelenke, Sehnen und Bänder (z. B. M. Bechterew, Schulter-Arm-Syndrom/Periarthritis humeroscapularis), Gelenkdegeneration (Arthrose allgemein), Bluthochdruck.
Walnut (Walnuss)	Psychische Ebene: Persönlichkeitsschwäche, übertriebene Anpassung, Labilität, leichte Beeinflussbarkeit, schlechte Gewohnheiten, Gutgläubigkeit. Körperliche Ebene: Störungen in der Pubertät und im Klimakterium, Infektanfälligkeit, Immunschwäche, Hauterkrankungen, Störungen des Lymphsystems (Lymphödeme), des Immun- und Hormonsystems.
Water Violett (Sumpfwasserfeder)	Psychische Ebene: Kummer nach Verlust, Bindungsangst, Kontaktprobleme, Überheblichkeit, Arroganz, Stolz, Verschlossenheit, Unnahbarkeit, Menschenscheu. Körperliche Ebene: Übersäuerung, Schadstoffbelastung sowie Erkrankungen, die durch Schadstoffe verursacht oder unterhalten werden (zusammen mit Crap Apple).
White Chestnut (Rosskastanie)	Psychische Ebene: zwanghaftes Denken, geistige Übererregbarkeit, Konzentrationsprobleme. Körperliche Ebene: Kopfschmerzen, Schlafstörungen, Schulter-Nacken-Beschwerden/-Verspannungen und -Erkrankungen.
Wild Oat (Waldtrespe)	Psychische Ebene: fehlender Lebenssinn, Ziellosigkeit, Unklarheiten, Sinnlosigkeit, Zweifeln. Körperliche Ebene: bei allen Erkrankungen, die mit Ziellosigkeit und Frustration einhergehen.
Wild Rose (Heckenrose)	Psychische Ebene: Apathie, Lustlosigkeit, Interesselosigkeit, Resignation, Schicksalergebenheit, mangelnder Lebenswille. Körperliche Ebene: bei allen kräftezehrenden Erkrankungen, nach einem rheumatischen Entzündungsschub, in der Rekonvaleszenz (= Erholungsphase, z. B. nach einem akuten Entzündungsschub), bei drohender Verschlechterung des Krankheitsbildes.
Willow (Gelbe Weide)	Psychische Ebene: Unversöhnlichkeit, Rachsucht, Verbitterung, schwere Enttäuschung. Körperliche Ebene: Autoaggressionskrankheiten, Hauterkrankungen, (z. B. chronische Polyarthritis, Morbus Bechterew, Neurodermitis, Psoriasis in Verbindung mit Beech, Holly, Larch oder Impatiens).

Bäder- und Wasserheilkunde: Hydro- und Balneotherapie

Unter Hydrotherapie versteht man alle Maßnahmen mit Wärme- oder Kältereizen des Wassers. Die Hydrotherapie als Wasserheilbehandlung wurde im Wesentlichen durch den großen Naturheilkundler Pfarrer *Sebastian Kneipp* (1821–1897) bekannt, der mit einfachsten Mittel (z. B. Kneipp-Güssen) außergewöhnliche Heilerfolge erzielte. Während die Hydrotherapie Wasser ohne Zusätze nutzt, verwendet man in der Balneotherapie Heilwässer bzw. medizinische Zusätze, um die Therapie oder Behandlung zu verstärken.

Die Balneotherapie kann auf eine jahrtausendelange Geschichte zurückblicken. Nahezu alle alten Kulturvölker, wie die Ägypter, Assyrer, Babylonier und Juden, wussten um die heilende Wirkung des Wassers. In Europa waren es die Griechen und Römer, die Wasser zu Behandlungszwecken nutzten. Durch die römischen Kolonien in Europa kam die Balneotherapie auch hierzulande zu höchsten Ehren. Mit dem Untergang des Römischen Reiches geriet diese uralte natürliche Behandlungsweise wieder in Vergessenheit und wurde erst im Mittelalter wieder entdeckt. Es dauerte dann nochmals fast 400 Jahre, bis sich die Medizin an diese alte Heilbäderbehandlung erinnerte.

In der Mitte des 18. Jahrhunderts begannen dann die ersten Chemiker, die bereits von den Römern genutzten Heilquellen und Badezusätze wissenschaftlich zu untersuchen und zu katalogisieren. Mit dem (Wieder)Beginn des ganzheitlichen und funktionellen Denkens begann man sich Anfang des 20. Jahrhunderts ernsthaft mit dieser sanften, aber trotzdem wirkungsvollen Heilbehandung zu befassen. Heute findet die Hydro- und Balneotherapie weltweit Anerkennung als ein wirkungsvolles und schonendes Therapieverfahren, das sachgemäß angewendet auch zu Hause genutzt werden kann.

Alle nachfolgend beschriebenen medizinischen Bäder eignen sich als ergänzende Selbsttherapie rheumatischer Erkrankungen.

Anwendung medizinischer Bäder

- Die Bäder werden 2- bis 3-mal die Woche angewendet, die kurmäßige Anwendung umfasst 10–12 Bäder.
- Nach jedem Bad ist es unbedingt notwendig, im Bett eine Nachruhe von mindestens 20 Minuten einzuhalten.

- Gegenanzeigen (Kontraindikationen) sind schwere Herz- und Kreislauferkrankungen, Bluthochdruck (Hypertonie im Stadium IV/WHO), Herzinsuffizienz im Stadium III und IV sowie Fieber und Infektionserkrankungen.
- Bei körperlicher Bewegungseinschränkung und Schwäche sollte Ihnen jemand beim Ein- und Aussteigen behilflich sein. Bei kreislauf- bzw. gefäßlabilen Menschen besteht insbesondere beim Aussteigen aus dem Bad, d. h. bei plötzlich nachlassendem Wasserdruck, die Gefahr eines Kreislaufkollapses, dem man durch sehr langsames Aussteigen und vorheriges Abbrausen der Arme mit kühlem Wasser vorbeugen kann. Jedoch sollte *nicht* der gesamte Körper nach dem Bad kühl abgeduscht werden.
- Bei krankheitsbedingter Bewegungseinschränkung oder körperlicher Schwäche empfiehlt sich die Anschaffung eines Badelifters, der in der Regel nach Empfehlung Ihres Ergotherapeuten bzw. Rheumatologen von der Krankenkasse bezahlt bzw. von Sanitätshäusern auf unbegrenzte Zeit verliehen wird. Dies gilt auch für andere Hilfsmittel, z. B. Toilettensitzerhöhungen, spezielle Duschstühle usw.

Das Solebad

Kochsalzhaltige Bäder mit einem Gehalt von mehr als 15 g Kochsalz bzw. mehr als 15,5 g Natrium- und 8,5 g Chloridionen pro Liter Wasser werden als Solebäder bezeichnet. Für ein Vollbad mit ca. 200 Liter Wasser benötigt man 2,5–3 kg Salz.

Solebäder haben eine stoffwechselsteigernde, entsäuernde und damit entgiftende Wirkung auf den Organismus. Sie wirken schmerzlindernd, entkrampfend und vegetativ umstimmend und eignen sich bei allen rheumatischen Erkrankungen, aber auch bei vegetativen gynäkologischen Erkrankungen.

Für ein Solebad kann man sowohl das haushaltsübliche Kochsalz als auch das in Apotheken und Drogerien erhältliche und weitaus günstigere Badesalz verwenden. Das Salz sollte vor dem Einstieg in die Wanne großflächig verteilt und das Wasser ordentlich durchrührt werden.

Die Haut spätestens 1 Stunde nach dem Bad nochmals abduschen, da sonst das auf der Haut verbleibende Salz zu Hautreizungen und Rötungen führen kann.

Natürliche Sole-Heilquellen finden sich in Deutschland z. B. in den Kurorten Bad Kreuznach, Bad Kissingen, Baden-Baden, Bad Soden, Bad Reichenhall, Bad Salzgitter und Bad Pyrmont.

Badetemperatur: 36–38 °C
Badedauer: 10–20 Minuten

Das Schwefelbad

Die Wirksamkeit von Schwefelbädern bei rheumatischen Erkrankungen ist seit altersher bekannt und empirisch bewiesen. Schwefelbäder zählen zu der Gruppe der Mineralbäder.

Sie wirken anregend auf das körpereigene Abwehrsystem, steigern die Durchblutung, wirken schmerzlindernd und positiv bei Entzündungsprozessen. Diese lang anhaltenden Wirkungen führt man auf den Hauptbestandteil Schwefelwasserstoff zurück, der von der Haut rasch aufgenommen wird. Schwefelbäder zeichnen sich auch dadurch aus, dass sie Knorpelsubstanz aufbauen, da die Chondroitin-Schwefelsäure in den Gelenkknorpel eingelagert wird.

Für den Hausgebrauch gibt es eine Reihe guter Fertigpräparate, die in ihrer Wirksamkeit den natürlichen Schwefelquellen nicht nachstehen. Wichtig ist, dass man sich bei der Benutzung dieser Schwefelbäder genau an die Anwendungsvorschriften hält, um mögliche Verätzungen der Haut zu vermeiden. Schmuck sollte vor dem Bad abgelegt werden, da er sich durch den Schwefel schwarz verfärbt.

Die einzige Schwefelheilquelle mit einem Höchstwert von 110 mg Gesamtschwefel pro Liter Wasser findet man in Deutschland in Bad Wiessee. Natürliche Schwefelquellen mit niedrigeren Gesamtschwefelwerten sind u. a. in Aachen, Bad Eilsen, Nenndorf, Bentheim, Bad Füssing und Gögging.

Badetemperatur: 36–38 °C
Badedauer: 10–30 Minuten

Das Moorbad

Moorbäder bzw. Moorschwebebäder haben eine stoffwechselanregende, vegetativ umstimmende und entgiftende Wirkung auf den Körper. Über die Anregung des Stoffwechsels der Nebennierenrinde führen sie zu einer vermehrten Ausschüttung des körpereigenen nebenwirkungsfreien Hydrokortisons, welches eine entzündungshemmende Wirkung auf den gesamten Organismus hat.

Die entgiftende und auch entschlackende Wirkung ergibt sich durch die kolloidalen Moorschwebestoffe, die an der Körperoberfläche ein starkes Konzentrationsgefälle erzeugen und dadurch die Sekretion bzw. Ausscheidung körperfremder und giftiger Stoffe erhöhen. Neben den Moorschwebestoffen ist die Huminsäure ebenfalls ein bedeutender Wirkungsfaktor.

Die entschlackende und entgiftende Wirkung auf den gesamten Körper, insbesondere auf das Bindegewebe macht das Moorbad zum idealen Therapiebad bei allen chronischen rheumatischen Erkrankungen, insbesondere aber auch bei Fibromyalgie.

Moorbäder können mittels entsprechend konzentrierter Fertigpräparate zu Hause angewendet werden. Diese Bäder belasten das Herz-Kreislauf-System weniger als die in Kurorten verabreichten Moorbäder. Entsprechende hochkonzentrierte Pulver, Pasten oder wässrige Lösungen werden in nahezu jeder Apotheke oder Drogerie als Moorschwebebad oder in handlichen Beuteln als Moorextraktpulver verkauft. Manche Hersteller bieten auch Produkte an, die Salicylsäure enthalten und stärker schmerzlindernd wirken.

In Deutschland gibt es ca. 50 Moorkurorte. Zu den bekanntesten zählen Bad Aibling, Bad Bramstedt, Schwartau, Steben, Wurzach und Zwischenahn.

Badetemperatur: 37–39 °C
Badedauer: 20 Minuten

Luftsprudel- oder Luftperlbäder

Diese Bäder werden in nahezu allen Kurorten angeboten, können aber auch mithilfe einer entsprechenden Anlage zu Hause durchgeführt werden. Diese Luftsprudeleinrichtung besteht aus einer Sprudelmatte, die in die Wanne eingelegt wird, und einem Aggregat, mit dem die Luftzufuhr geregelt werden kann.

Luftsprudelbäder wirken in erster Linie entspannend und entkrampfend und beeinflussen durch die gesteigerte Durchblutung der Haut und Muskulatur den Bindegewebsstoffwechsel positiv. Sie eignen sich daher für alle rheumatischen Erkrankungen, insbesondere bei Rücken- und Muskelschmerzen, Muskelverhärtungen, bei weichteilrheumatischen Erkrankungen wie der Fibromyalgie, der generalisierten Tendomyopathie, aber auch bei der Bechterew-Erkrankung.

Badetemperatur: 37–39 °C
Badedauer: 20 Minuten

Extraktbäder

Zur gesundheitsfördernden und heilenden Behandlung werden Pflanzenextrakte bereits seit dem Mittelalter genutzt. In den damaligen Badestuben verwendete man hauptsächlich Thymian- und Rosmarinpflanzenextrakte. Die Erkenntnis, dass die heilende Wirkung der Pflanzenextrakte von den ätherischen Ölen der Pflanzen ausgeht, hat dazu geführt, dass man heutzutage größtenteils das Öl als Badezusatz verwendet.

■ Das Heublumenextrakt- oder -ölbad

Heublumenextrakt wird aus dem artenreichen Heu des Alpenvorlands und der Mittelgebirge hergestellt. Heublumenextraktbäder besitzen eine entzündungshemmende, stoffwechselanregende und schmerzlindernde Wirkung.

Sowohl das Heublumenextrakt- als auch das Heublumenölbad werden seit Jahrzehnten erfolgreich zur unterstützenden Behandlung aller rheumatischen Erkrankungen eingesetzt. Weitere Anwendungsempfehlungen sind Ischialgien, Nervenentzündungen und Nervenschmerzen sowie Stoffwechselstörungen (besonders Fettsucht).

Für ein Vollbad gibt man 150 g Heublumenextrakt in das Badewasser. Die Dosierung des nahezu wirkungsgleichen Heublumenölbades erfolgt nach Angaben des Herstellers und liegt meist bei ca. 50 ml.

Badetemperatur bei akuten Schmerzen 35–36 °C, bei abklingenden Schmerzen 37–38 °C
Badedauer: 20 Minuten

■ Das Rosmarinextrakt- oder -ölbad

Die Hauptbestandteile des Rosmarins haben einen durchblutungsfördernden und kreislaufregulierenden Effekt. Der durch die vermehrte Hautdurchblutung gesteigerte Bindegewebsstoffwechsel macht das Rosmarinbad zum idealen Behandlungsbad bei Muskelrheumatismus, Fibromyalgie und allen anderen weichteilrheumatischen Erkrankungen. Es eignet sich ebenfalls hervorragend bei Durchblutungsstörungen der Arme oder Beine, bei Frostbeulen, Blutergüssen infolge Quetschungen, Verstauchungen, Muskelzerrungen, der so genannten vegetativen Dystonie, aber auch bei Blutunterdruck (Hypotonie). Bei peripheren arteriellen Durchblutungsstörungen der Beine (Raucherbein = Claudicatio intermittens) konnte im Feldversuch nach Anwendung einer Rosmarinbadekur eine Verbesserung der Gehstrecke dokumentiert werden.

Beim Rosmarinextraktbad werden ca. 150 g Extrakt verwendet. Die Dosierung des wirkungsgleichen Rosmarinöls ist abhängig von der Konzentration und erfolgt nach Angaben des Herstellers. Zumeist verwendet man hier ca. 40 ml für ein Vollbad.

Badetemperatur: 36–37 °C
Badedauer: ca. 20 Minuten

Weidenrinden- und Ulmenspierstaudenextrakte

Diese Extraktbäder enthalten Methylsalicylat und Salicylsäureverbindungen und wirken daher schmerzlindernd und entzündungshemmend. Die Wirkstoffe Methylsalicylat und Salicylsäure sind in der Regel auch Hauptbestandteile der von Apotheken und Drogerien angebotenen Rheumabäder und in vielen Salben, Tees und Fertigarzneimitteln enthalten. Die Nebenwirkungen dieser Wirkstoffe, die sich bei innerer Anwendung, z. B. als Tabletten, in erster Linie im Magen-Darm-Bereich zeigen, sind bei der Anwendung als Badezusatz nur minimal vorhanden. Die Wirksamkeit ist aber als gleichwertig einzustufen, was den Rheumatiker veranlassen sollte, den Badeextrakt der Tablette vorzuziehen.

Badetemperatur: 36–37 °C
Badedauer: ca. 20 Minuten

Fichtenrindenextraktbäder

Diese Bäder haben sich als lindernd bei allen rheumatischen Erkrankungen bewährt, insbesondere bei nicht allzu ausgeprägten arthrotischen Beschwerden. Für eine Bäderheilbehandlung eignet sich das Extrakt der Fichtenrinde besser als das ätherische Öl der Fichtennadeln. Fichtenrindenextrakt als Badezusatz wirkt schmerzlindernd und stärkt die Nerven. Der Extrakt wird aus der Rinde mindestens 40-jähriger Fichten hergestellt und besitzt einen hohen Gerbstoffanteil. Die Bäder werden nur als Extrakt, nicht aber als Bäder auf ätherischer Ölbasis angeboten. Für ein Vollbad benutzt man ca. 150 g des in Apotheken erhältlichen Extraktes.

Badetemperatur: 37–39 °C
Badedauer: ca. 20 Minuten

Bürstenmassagen

Die Wirkung der genannten Extraktbäder lässt sich durch eine Bürstenmassage nach dem Bad noch steigern. Man beginnt an den Füßen und arbeitet sich mit kleinen kreisenden Bewegungen langsam nach oben. Zu empfehlen ist eine mittelharte Bürste. Entzündete Gelenke sowie der Kopf werden ausgespart.

Voraussetzung für eine Bürstenmassage ist ein guter Kreislauf.

Nach der Bürstenmassage trocknet man sich nicht ab, sondern legt sich zur Nachruhe und zum Nachschwitzen für mindestens 30 Minuten ins Bett. Insbesondere bei der Bechterew-Erkrankung und beim Weichteilrheumatismus empfiehlt sich als zusätzliche schweißtreibende Maßnahme, während der Nachruhe 1–2 Tassen warmen Lindenblütentee schluckweise zu trinken.

Biochemische Therapie nach Dr. Schüßler

Die biochemische Therapie als eine in sich geschlossene Behandlungsform wurde von dem 1821 in Zwischenahn bei Oldenburg geborenen Arzt Dr. med. *Wilhelm Heinrich Schüßler* entwickelt.

Schüßler war überzeugt, dass das Entstehen und Wesen einer Krankheit auf die Tätigkeit der Zellen zurückzuführen sei, da diese die Grundfunktionen der Lebensvorgänge steuern. Seine von der Homöopathie beeinflusste Therapie beruht darauf, dass man mit 12 anorganischen Stoffen (Funktionsmitteln), alleine oder in Kombination angewandt, alle Erkrankungen zu heilen vermag.

Wirkungsweise der biochemischen Therapie

Die biochemische Therapie geht davon aus, dass bei bestimmten Symptomen und Krankheitsbildern ein Mangel an einem oder mehreren anorganischen Salzen in den Zellen besteht. Ergänzt man die fehlenden Stoffe, ermöglicht man es dem Organismus Selbstheilungskräfte zu entwickeln und Heilung herbeizuführen. Schüßler stellte 12 im Blut und in den Geweben befindliche Mineralsalze in das Zentrum seiner Behandlungstherapie, die dann von seinen Nachfolgern um weitere 12 Ergänzungsmittel erweitert wurden. Diese biochemischen Mittel bewirken eine biologisch-biochemische Regeneration der kranken Zellen und haben damit Einfluss auf Zellverbände und letztlich den Gesamtorganismus.

Bei der Auswahl des passenden Arzneimittels berücksichtigt man wie in der klassischen Homöopathie charakteristische Krankheitssymptome, die als *Modalitäten* bezeichnet werden. In erster Linie werden diese Modalitäten und erst in zweiter Linie die individuelle Erkrankung bzw. der Name der Erkrankung bei der Wahl des Mittels berücksichtigt.

Einnahme und Dosierung der Schüßler'schen Funktionsmittel

Schüßlersche Funktionsmittel können sowohl innerlich in Form von Tabletten oder Globuli (Verreibungen mit Zuckerkügelchen) als auch als Salben angewendet werden. Nach den Regeln der Homöopathie werden die Mineralsalze potenziert (s. S. 80) und nur in kleinen, der Konzentration des Blutes und der Gewebe entsprechenden Stoffmengen gegeben.

Die biochemischen Funktionsmittel nach Schüßler haben sich auch in der naturheilkundlich orientierten Rheumatherapie etabliert.

Um eine größtmögliche Wirkung zu erreichen, werden für einen Behandlungszyklus maximal zwei passende Funktionsmittel ausgewählt, die nicht gleichzeitig eingenommen werden sollten. Die Mehrzahl der o. g. Arzneimittel entfaltet ihre optimale Wirkung bei der Verdünnung D6.

Diese Verdünnung entspricht der normalen und notwendigen Menge des entsprechenden Minerals im menschlichen Körper. Im Kapitel »Homöopathie« (S. 79) wird die Wirkungsweise dieser unglaublich geringen Mengen an Arzneimitteln nachvollziehbar dargestellt. Ähnliches vollzieht sich übrigens täglich in unserem Körper, man denke nur an den erstaunlichen Einfluss unvorstellbar kleiner Mengen von Hormonen auf unseren Organismus.

Bei akuten Krankheitszuständen wird das entsprechende Mittel viertelstündlich, bei chronischen Krankheitszuständen 1-mal pro Stunde bzw. bis zu 4-mal täglich eingenommen.

Die Tabletten sollten möglichst ½ Stunde vor oder 1 Stunde nach einer Mahlzeit eingenommen werden. Man lässt die Tabletten ohne zusätzliche Flüssigkeit langsam im Mund zergehen. Hierdurch wird gesichert, dass der Wirkstoff schnellstmöglich über die Mundschleimhaut und unter Umgehung des Magen-Darm-Traktes aufgenommen wird.

Während der Behandlung mit Schüßler'schen Funktionsmitteln sollten Sie starke Reize wie Alkohol, Nikotin, scharfe Gewürze, übermäßigen Kaffeegenuss u. ä. meiden.

Calcium fluoratum

Calciumfluorid findet man auch im Schmelz der Zähne, in den Knochen und Oberhautzellen. Es ist das wichtigste Mittel für das Stütz- und Bindegewebe.

Anwendungsgebiete und Modalitäten

- Bandscheibenschäden, Bandscheibenprolaps (Vorwölbungen)
- Haltungsschäden der Wirbelsäule (Skoliose, Kyphose, Lordose)
- Nichtentzündliche, degenerative Arthrosen
- Rheumaknoten

Die Beschwerden, bei denen Calcium fluoratum besonders passt, sind dadurch gekennzeichnet, dass sie sich durch Wärme bessern und bei Kälte verschlechtern. Calcium fluoratum hat einen positiven Einfluss auf die Blutgefäße, hilft bei Hämorrhoiden, Krampfadern, Gewebs- und Lymphknotenverhärtungen sowie gegen frühes Altern der Haut. Manche Autoren berichten über eine positive Wirkung bei Geschwulsterkrankungen.

Calcium fluoratum kann zu allen anderen aufgeführten Funktionsmitteln als Zweitmittel eingenommen werden. Dies ist insbesondere zu empfehlen bei einer chronischen Polyarthritis, die mit Rheumaknoten einhergeht. Die Einnahme sollte aber in einem zeitlichen Abstand zum Erstmittel erfolgen, besser im täglichen Wechsel.

Calcium fluoratum wirkt langsam und muss über einen langen Zeitraum (mind. 6 Monate) eingenommen werden. Es empfiehlt sich bei den genannten Erkrankungen oder als Zweitmittel 3-mal täglich 1 Tablette in der Potenz D12.

Calcium phosphoricum

Calciumphosphat ist das mengenmäßig am häufigsten vorkommende Salz. Wir finden es in der harten Knochenmasse, aber auch in jeder einzelnen Zelle. Es wirkt vorwiegend auf die schützenden Zellumkleidungen, die Zellmembranen und ist an der Eiweißbildung beteiligt.

Anwendungsgebiete und Modalitäten

Calcium phosphoricum dient als biochemisches Aufbau- und Kräftigungsmittel, z. B. nach Knochenbrüchen oder in der Rekonvaleszenz. Es passt als Funktionsmittel besonders für blutarme Menschen mit kränklichem Gesichtsausdruck, aber auch bei allen Knochenerkrankungen. Die Modalität »Beschwerden verschlimmern sich nachts und in der Ruhe« spricht auch für eine mögliche Anwendung bei der Bechterew-Erkrankung.

Ferrum phosphoricum

Eisenphoshat enthält Eisen, einen wichtiger Bestandteil des Blutfarbstoffes Hämoglobin. Eisen findet sich auch in den Zellen und hat bei vielen enzymatischen Prozessen und bei der Infektabwehr eine wichtige Funktion.

Anwendungsgebiete und Modalitäten

- Generell zu Beginn und während eines entzündlichen Schubes
- Arthrosen im Entzündungszustand, d. h. aktivierte Arthrosen
- Akute Arthritis
- Polyarthritis

Ferrum phosphoricum ist das Hauptmittel für das 1. Entzündungsstadium. Es wird bei entzündlichen, aber auch nichtentzündlichen degenerativen rheumatischen Erkrankungen angewendet, insbesondere bei Gelenkserkrankungen wie Arthrosen und Arthritiden, wenn sich die Beschwerden bei Nacht, durch Wärme und Bewegung verstärken. Ruhe und Kühle lindern die Beschwerden. Diese Modalitäten findet man typischerweise zu Beginn eines akuten rheumatischen Schubes bei der chronischen Polyarthritis und beim Morbus Bechterew.

Entzündungsstadien und ihre Funktionsmittel

Eine Entzündung ist durch die drei folgenden Phasen gekennzeichnet, die nahezu übergangslos ineinander gehen. Für jede dieser Phasen kennt die biochemische Therapie ein spezifisches Funktionsmittel.

- **Stadium 1:** trockene Schwellung ohne Absonderung bzw. Sekretion; Funktionsmittel = Ferrum phosphoricum
- **Stadium 2:** Bildung von zähflüssigem, aber noch farblosem Sekret; Funktionsmittel = Kalium chloratum
- **Stadium 3:** Bildung von gelblich-schleimigen Absonderungen; Funktionsmittel = Kalium sulfuricum

Kalium chloratum

Kalium ist ein unentbehrlicher Bestandteil jeder Körperzelle, regt den Stoffwechsel an und ist am Eiweißaufbau und der Kohlenhydratverwertung beteiligt. Kaliummangel führt zu Schädigungen der Herz- und Skelettmuskulatur.

Anwendungsgebiete und Modalitäten
Kaliumchlorid ist das Hauptmittel für das 2. Entzündungsstadium. Es kommt bei rheumatischen Erkrankungen zur Anwendung, wenn Wärme die Beschwerden verbessert und Bewegung sowie fette und scharf gewürzte Kost sie verschlimmert.

■ Kalium phosphoricum

Kaliumphosphat findet man hauptsächlich im Gehirn sowie in den Muskel- und Nervenzellen.

Anwendungsgebiete und Modalitäten
Kalium phosphoricum gilt als vegetatives Umstimmungsmittel und eignet sich zur Behandlung nervöser Beschwerden, wie Schlafstörungen, Herzklopfen, Schweißausbrüche und nervöse Muskelzuckungen. Bei Depressionen, Ängsten oder Niedergeschlagenheit in Krankheitskrisen ist dieses Mineralsalz das Mittel der ersten Wahl.

■ Kalium sulfuricum

Kaliumsulfat unterstützt ebenso wie Eisen die Sauerstoffübertragung in der Zelle und aktiviert somit den Zellstoffwechsel.

Anwendungsgebiete und Modalitäten
Kalium sulfuricum ist das Hauptmittel für die 3. Entzündungsphase. Es eignet sich bei entzündlichen rheumatischen Gelenkbeschwerden, aber auch bei weichteilrheumatischen Erkrankungen, wie der Fibromyalgie, der Schulter-Arm-Steife u. ä. Dieses Mittel fördert alle Ausscheidungs- und Entgiftungsvorgänge im Körper und passt besonders zu Personen, die von ihrer Stimmung her traurig und ängstlich sind. Die Beschwerden verschlimmern sich in geschlossenen, warmen Räumen, sowie am Abend. Gebessert werden sie in frischer und kühler Luft.

■ Magnesium phosphoricum

Magnesiumphosphat, das 7. Schüßler'sche Funktionsmittel, findet man im Skelett und in der Muskulatur. Magnesium ist an vielen enzymatischen Prozessen unseres Organismus beteiligt.

Anwendungsgebiete und Modalitäten
Magnesium phosphoricum senkt den Grundumsatz, den Cholesterinspiegel, wirkt antithrombotisch, anitallergisch und gallebildend. Außerdem gilt es als

das biochemische Schmerz- und Krampfmittel. Als Modalität ist allerdings zu beachten, dass die Beschwerden durch Wärme und Druck verbessert und durch Kälte verschlimmert werde. Trotz dieser nicht zu einem akuten Rheumaschub passenden Modalität wurde die positive Wirkung dieses Mittels von Polyarthrose- oder Bechterew-Patienten im Schub bestätigt. Ein Versuch ist immer anzuraten. Eine passende Modalität ergibt sich in der Mehrzahl der Fälle z. B. bei Lumbalgie, Ischialgie, Schulter-Arm-Syndrom u. ä.

Im Gegensatz zu den andern Funktionsmitteln wird Magnesium phosphoricum bei Schmerzen, Krämpfen oder Koliken in heißem Wasser aufgelöst und danach noch warm langsam und schluckweise getrunken. Will man bei besonders intensiven Schmerzen eine schnelle Linderung erreichen, löst man 10 Tabletten in einem Glas heißen Wassers (öfters umrühren) und trinkt alle 2–5 Minuten einen Schluck. Diese Darreichungsform wird auch als »heiße Sieben« bezeichnet.

Natrium chloratum

Beim diesem Schüßler-Funktionsmittel handelt es sich um homöopathisch aufbereitetes (potenziertes) Kochsalz. Während das nicht aufbereitete Kochsalz Wasser bindet und so zu Wasseransammlungen im Körper führen kann, wirkt das potenzierte Kochsalz regulierend auf den Wasserhaushalt und auf das Blutsystem.

Anwendungsgebiete und Modalitäten

Es findet Anwendung bei Blutarmut, Nieren- und Blasenleiden, Stoffwechsel- und Verdauungsstörungen sowie rheumatischen Beschwerden.

Natrium phosphoricum

Natriumphosphat spielt eine wichtige Rolle bei der Eliminierung von belastenden Stoffwechselendprodukten. Es hält die Harnsäure in Lösung, so dass sie über die Nieren ausgeschieden werden kann. Zusätzlich hat dieses Funktionsmittel aufgrund seiner Pufferwirkung eine wichtige Funktion im Kohlensäureaustausch des Blutes und im Stoffwechsel der Milchsäure, die bei der Muskelarbeit gebildet wird. Natrium phosphoricum ist demnach auch ein wichtiger Bestandteil vieler Basenmischungen, die zur Regulation des Säure-Basen-Gleichgewichts eingesetzt werden.

Anwendungsgebiete und Modalitäten

Natriumphosphat eignet sich zur Regulation eines gestörten Säuren-Basen-Verhältnisses im Blut und im Gewebe und wirkt entschlackend und entgiftend auf den Organismus. Natrium phosphoricum eignet sich z. B. in Verbindung mit Natrium sulfuricum hervorragend bei allen weichteilrheumatischen Erkrankungen, insbesondere der Fibromyalgie, der Gicht und bei einer Ischialgie.

■ Natrium sulfuricum

Natriumsulfat (Glaubersalz) ist im menschlichen Organismus hauptsächlich in den Gewebssäften enthalten.

Anwendungsgebiete und Modalitäten
Natrium sulfuricum bewirkt die Ausscheidung von Stoffwechselschlacken aus dem Körper und hat eine entwässernde und entgiftende Wirkung. Gleichzeitig regt es den Gallenfluss an. Es eignet sich bei passender Modalität zur Behandlung aller rheumatischen Erkrankungen, insbesondere der weichteilrheumatischen Erkrankungen als auch der Gicht und Ischialgie. Als Modalität passt Natrium sulfuricum zu Patienten, die ständig frieren. Sie sind reizbar, niedergeschlagen und oftmals gleichgültig. Das Mittel passt auch, wenn die Beschwerden periodisch auftreten und sich morgens, bei feuchtem Wetter oder feuchter Umgebung verschlimmern.

■ Silicea

Kieselsäure ist ein unentbehrlicher Bestandteil des Bindegewebes und hat eine wichtige Funktion beim Aufbau der Knochen, der Haut, der Schleimhäute und der Haare.

Anwendungsgebiete und Modalitäten
Kieselsäure steigert die Widerstandsfähigkeit und Festigkeit der Körpergewebe und stärkt das Immunsystem, indem es die Tätigkeit von Fresszellen im Kampf gegen Krankheitserreger steigert. Silicea hat eine besonders gute Wirkung auf die Knochen, das Bindegewebe und die Nervenfasern. Es fördert den Abbau der Harnsäure und eignet sich somit zur unterstützenden Behandlung der Gicht. Des Weiteren hat es eine entzündungshemmende Wirkung und fördert, z. B. in Verbindung mit der Calcium-sulfurium-Salbe, den Abbau von Gelenkergüssen bei rheumatischen Erkrankungen. Als Modalität findet man eine Verschlechterung von Beschwerden durch Kälte, in der Nacht und bei Bewegung. Verbessert werden die Beschwerden durch Wärme.

Calcium sulfuricum

Dieses Schüßlersalz regt den Stoffwechsel an und steigert die Blutgerinnung.

Anwendungsgebiete und Modalitäten
Es ist ein wichtiges Mittel bei allen chronischen Eiterungen. Steht die rheumatische Erkrankung in Zusammenhang mit einer vorausgegangenen oder noch bestehenden Mandelentzündung (Tonsilitis), einer Kieferhöhlenentzündung (Sinusitis), einer Blasen-/Nierenentzündung oder einem eitrigen Bronchialkatarrh, sollte Calcium sulfuricum als Mittel der ersten Wahl in Verbindung mit anderen ausleitenden Mitteln gegeben werden. Das Mittel eignet sich auch bei rheumatischen Erkrankungen, wenn gleichzeitig Gedächtnisschwäche, Schlaflosigkeit oder Schwindel vorliegen.

Biochemische Salben

Eine Reihe der biochemischen Funktionsmittel werden auch als Salben angeboten, die sich sehr gut zur lokalen Anwendung eignen.

Calcium phosphoricum Salbe D6

Die Anwendung dieser Salbe hat sich bei Rheumatikern bewährt bei Schleimbeutelentzündungen, Gelenkergüssen, Rückenschwäche und so genannten Halswirbel-, Brustwirbel- oder Lendenwirbelsäulen-Syndromen.

Ferrum phosphoricum Salbe D6

Diese Salbe eignet sich zum Auftragen auf die Gelenke bei arthritischen Erkrankungen (z. B. Polyarthritis), sowohl im rheumatischen Schub als auch bei Morbus Bechterew im entzündlichen Stadium. Sie wirkt schmerzlindernd, abschwellend und entzündungshemmend.

Kalium sulfuricum Salbe D6

Diese Salbe findet allgemein Anwendung bei Nacken-, Glieder- und Rückenschmerzen.

Magnesium phosphoricum Salbe D6

Diese Salbe hat sich als Zusatzmittel bei der Psoriasis-Arthritis bewährt. Die von der Schuppenflechte betroffenen Hautbezirke sollten mehrmals täglich eingerieben werden.

Enzymtherapie – die Entzündungsblocker

Im Vergleich zu vielen hier besprochenen Therapien ist die Behandlung von Erkrankungen mittels Enzymen, die früher auch als Fermente bezeichnet wurden, eine sehr junge Heilmethode.

Während vor 160 Jahren niemand wusste, dass es überhaupt Enzyme gibt, kennt man heute bereits gut 2500 verschiedene. Jedes einzelne Enzym ist für eine bestimmte Aufgabe vorgesehen und besteht immer aus zwei Teilen – einem Eiweißkörper mit einem Vitamin oder einem Spurenelement.

Ohne Enzyme gäbe es kein Leben, deshalb werden sie auch als Biokatalysatoren bezeichnet.

Enzyme regeln praktisch alle wichtigen Stoffwechselreaktionen unseres Körper, ermöglichen und steuern seine Funktion und damit unser Leben: Sie spalten als Verdauungsenzyme die aufgenommenen Kohlenhydrate, Eiweiße und Fette auf, damit sie als Nährstoffe in das Blut aufgenommen werden können. Enzyme regeln die Energiegewinnung in der Muskelzelle und bei Verletzungen die Blutgerinnung und Wundheilung. Enzyme sind aktiv bei der Vernichtung von Bakterien und beteiligt bei der Befruchtung der Eizelle durch ein Spermium – ohne Enzyme keine Befruchtung, kein menschliches oder tierisches Leben.

Derzeit läuft die Enzymforschung auf Hochtouren. Es wurde nachgewiesen, dass bestimmte Enzyme die Durchblutung fördern, die Fließeigenschaft des Blutes verbessern, die Wundheilung nach Operationen oder Verletzungen fördern, den Heilungsverlauf bei vielen entzündlichen Erkrankungen beschleunigen, Ödeme abbauen, die Blutgerinnung ermöglichen usw. Neuere Forschungen deuten auch darauf hin, dass bestimmte Enzyme in der Lage sind, Viren zu vernichten.

Enzyme – für unser Immunsystem unentbehrlich

Aufgabe des Immunsystems ist es, körperfremde und schädliche Stoffe zu bekämpfen. Dazu werden Abwehrzellen und Fresszellen, so genannte Makrophagen benötigt. Enzyme sind in der Lage, Makrophagen zu aktivieren, sie unterstützen die T- und B-Lymphozyten und stärken so unser Immunsystem im Kampf gegen körperschädigende Stoffe, Bakterien und Viren. Sie bauen entzündliche Stoffwechselprodukte ab, verbessern die Durchblutung und Fließeigenschaft des Blutes und helfen so mit, dass Entzündungen und Schwellungen rascher abgebaut werden. Infolgedessen lindern oder beseitigen Enzyme auch Schmerzen und tragen aufgrund ihrer breit gefächerten Wirkung auch zu einer beschleunigten Heilung bei.

Enzyme in der Rheumabehandlung

Eiweißspaltende Enzyme gewinnen in der Behandlung rheumatischer Erkrankungen eine immer größere Bedeutung. Die Mediziner und Enzymspezialisten *Reinbold* und *Maehder* empfahlen bereits 1981/82 die Enzymtherapie als biologische Alternative zu der auch heute noch üblichen Basistherapie. Langzeitstudien haben gezeigt, dass Enzyme nicht nur wirkungsvolle entzündungshemmende Eigenschaften haben, sondern im Gegensatz zu den Basistherapeutika auf die krankmachenden Immunkomplexe wirken und somit tatsächlich an der Wurzel von autoimmunassoziierten rheumatischen Erkrankungen.

Bei vielen rheumatischen Erkrankungen, insbesondere bei gleichzeitig bestehenden Störungen des körpereigenen Abwehrsystems, haben sich Enzympräparate, wie groß angelegte Studien belegen, als äußerst wirksam erwiesen:

- Chronische Polyarthritis
- Morbus Bechterew
- Degenerative rheumatische Gelenkerkrankungen (Arthrosen)
- Entzündliche bzw. aktivierte Arthrosen (Arthritis)
- Weichteilrheumatismus (Schulter-Arm-Syndrom/Periarhtritis humeroscapularis, Fibromyalgie, generalisierte Tendomyopathie (GTM) u.a.

Enzymhaltige Heilmittel und ihre Wirksamkeit

Bei hochakuten Entzündungserscheinungen, insbesondere bei der Polyarthritis, beim Morbus Bechterew, aber auch bei entzündlichen weichteilrheumatischen Erkrankungen, eignen sich in der Anfangsphase besonders Präparate mit einem hohen Bromelainanteil. Bromelain wird aus dem Presssaft der Ananas gewonnen und hat eine stark entzündungshemmende und immunkomplexeliminierende Wirkung. Ein hoher Anteil dieses Wirkstoffes findet sich u. a in dem Präparat »Phlogenzym« der Firma Mucos. Dieses Präparat eignet sich besonders im Anfangsstadium hochakut-entzündlicher Prozesse, bei entzündlichen Schüben degenerativer Gelenks- und Wirbelsäulenerkrankungen und bei weichteilrheumatischen Erkrankungen, wie Muskelrheumatismus, Fibromyalgie, Tennis-/Golferellenbogen (Epicondylitis humeri et ulnaris), Schulter-Arm-Syndrom und Sehnenscheidenentzündung.

Bei chronischen Gelenksentzündungen, Arthritiden, chronischer Polyarthritis, aber auch beim Morbus Bechterew haben sich als Langzeittherapeutikum Enzympräparate mit zusätzlichem Papain- und Trypsinanteil bewährt, z. B. »Mulsal N« oder »Wied-Enzym«, welche auch als alternative Basispräparate ohne Risiko eingesetzt werden können.

Grenzen und Gegenanzeigen

Bei der Einnahme höherer Einzeldosen wurde über Völlegefühl, Blähungen und vereinzelt über Übelkeit berichtet. Dies lässt sich in fast allen Fällen durch Verteilen der Dosis über den Tag vermeiden. Bei bereits bestehenden schweren Erkrankungen der Niere, Leber oder Störungen der Blutgerinnung kann die Einnahme von Enzympräparaten die Krankheit verstärken und mit Nebenwirkungen einhergehen. Bei einer bestehenden Eiweißallergie sollten Enzympräparate ebenfalls nicht eingenommen werden.

Ernährungstherapie bei rheumatischen Erkrankungen

Eine ganzheitliche Rheumatherapie sollte immer eine entsprechende Ernährungstherapie beinhalten. Diätetische Maßnahmen sind in nahezu allen Fällen sehr hilfreich und unterstützen die Behandlung in hervorragender Weise.

»Du bist was Du isst« – Gesundheit und Immunabwehr hängen maßgeblich von einer optimalen Ernährung ab.

Unsere Ernährung beeinflusst maßgeblich unseren Körper und seinen Stoffwechsel. Mehr als 85% der Bevölkerung sind, wie Ernährungswissenschaftler immer wieder bestätigen, aufgrund einer Fehlernährung innerlich übersäuert. Die Auswirkungen einer solchen chronischen Übersäuerung sind im entsprechenden Kapitel anschaulich beschrieben und bilden auch unseren ersten Ansatzpunkt für eine ganzheitliche Behandlung rheumatischer Erkrankungen (s. S. 14).

Wenn Nahrungsmittel krank machen können, ist es auch verständlich, dass eine entsprechende Ernährung auch die Gesundheit fördern und Krankheiten positiv beeinflussen kann. Der Begriff »Diät« bedeutet im eigentlichen Sinne »Kranken- bzw. Schonkost«. Wenn wir an dieser Stelle von einer »Rheumadiät« sprechen, so ist hierunter eine Ernährung zu verstehen, die stoffwechselfördernd und damit »entgiftend« wirkt, bestehende Entzündungen nicht noch zusätzlich verstärkt oder begünstigt und trotzdem ausgewogen, vitamin- und mineralstoffreich, kurzum gesund ist.

Voraussetzungen für eine Ernährungstherapie

Die nachfolgenden Richtlinien sind unabdingbare Voraussetzungen für eine wirksame Ernährungstherapie bei rheumatischen Erkrankungen. Die Wirksamkeit einer Ernährungsumstellung ist allerdings abhängig von einem optimal funktionierenden Verdauungssystem. Ist das Verdauungssystem gestört, so führt dies zu einer vermehrten Aufnahme von körperschädigenden Stoffen bei gleichzeitig verminderter Aufnahme von lebenswichtigen und gesundheitsfördernden Biostoffen.

Darmsanierung

Die Regulierung einer möglicherweise bereits gestörten Darmflora ist Voraussetzung für eine wirkungsvolle Ernährungsumstellung.

Bei einer gestörten Darmflora (Dysbiose) entstehen aufgrund einer Fehl- oder Mangelverdauung Gärungs- und Fäulnisprodukte, die ein rheumatisches Entzündungsgeschehen nicht nur unterstützen, sondern auch verstärken. Mit einer Darmregulation und -sanierung besteht eine reelle Chance, regulativ auf das gestörte Immunsystem einzuwirken. Die Durchführung einer Darmsanierung (Symbioselenkung) ist bei einer bestehenden Dysbiose unbedingte Voraussetzung für eine wirksame Therapie (s. S. 25).

Nahezu jede chronische Erkrankung geht mit einer gestörten Darmflora einher.

Abbau von Übergewicht

Bei arthrotischen Erkrankungen, insbesondere bei Hüftgelenks- oder Kniegelenksarthrose ist ein Abbau von Übergewicht unabdingbare Voraussetzung. Um Linderung oder Heilung zu erreichen, muss das Körpergewicht im Normalbereich liegen.

Jedes überflüssige Pfund belastet die bereits geschädigten Gelenke bzw. den gesamten Bewegungsapparat.

Regulation des Säure-Basen-Gleichgewichts

Die Wiederherstellung des Säure-Basen-Gleichgewichts ist eine unabdingbare Voraussetzung für eine erfolgreiche Behandlung. Ab. S. 18 wird dieses wichtige Thema gesondert behandelt.

Wie hilft eine Ernährungsumstellung bei rheumatischen Erkrankungen?

Eine konsequent durchgeführte Ernährungsumstellung verlangt vom Patienten uneingeschränkte Mitarbeit und Einhalten der Ernährungsvorschriften. Diese konsequente Arbeit am eignen Körper garantiert einen Rückgang des Entzündungsgeschehens und eine Linderung der schmerzhaften Beschwerden. Eine »Rheumadiät« wird mehrere Monate durchgeführt und besteht aus einer vegetarisch geprägten Kost, die sehr basenreich ist, den Stoffwechsel fördert und gleichzeitig den Körper entgiftet. Zusätzlich sollten dem Körper lebenswichtige Mineralstoffe und Vitamine zugeführt werden, da eine chronische Entzündung immer mit einem Mineralstoff- und Vitamindefizit einhergeht. Nehmen Sie bitte auch ausreichend antioxidative Vitamine zu sich – im Kapitel S. 90 finden Sie weitere Informationen.

Gute Gründe für einen Fleischverzicht!

Tierisches Eiweiß ist zwar für die Aufrechterhaltung unserer Gesundheit unentbehrlich, jedoch nehmen wir neben Eiweiß auch eine Vielzahl unerwünschter Nahrungsbestandteile auf, wie *Omega-6-Fettsäuren, Cholesterin* und *Purin*. Nach neueren Erkenntnissen sind Omega-6-Fettsäuren an der Entstehung von Brust-, Dickdarm- und Prostatakrebs beteiligt. Cholesterin begünstigt eine Arterienverkalkung und Purine führen zu Harnsäureanstieg im Blut und zu Gicht.

Fleisch enthält außerdem *Arachidonsäure*, die nachgewiesenermaßen jegliche Entzündungsreaktion im Körper begünstigt und bestehende Entzündungen verstärkt. Fisch enthält keine Arachidonsäure, deshalb sollte während einer Rheumadiät Fisch zur Deckung des Eiweißbedarfes gegessen werden und Fleisch auf maximal zwei Mahlzeiten pro Woche beschränkt bleiben.

Während eines akuten Schubes sollten Sie ganz auf Fleisch- und Wurstwaren verzichten.

Bei Masttierhaltung bzw. Intensivfütterung werden die Tiere zudem mit Mais, Tiermehlen und -fetten (mit möglicher BSE-Gefährdung = Rinderwahnsinn und Schwermetallbelastung) sowie Fischmehlen gemästet, die häufig pestizidbelastet sind. Durch den Verzehr von Fleisch gelangen diese Gifte in den Organismus und begünstigen die Entstehung oder Verschlimmerung chronischer Erkrankungen.

Kleiner Wegweiser für Ihre Ernährungsumstellung

- Beginnen Sie Ihre Ernährungsumstellung mit einigen Fastentagen, an denen Sie außer Gemüsesäften, Tee und stillem Mineralwasser keine Nahrungsmittel zu sich nehmen.
- Bevorzugen Sie Fisch anstatt Fleisch.
- Nehmen Sie viel rohes Gemüse und Obst zu sich – Obst und Gemüse helfen gegen Rheumaschmerzen, denn beide sind basenerzeugende Nahrungsmittel und wirken antientzündlich.
- Verwenden Sie nur Öle und Fette mit einem hohen Anteil an hoch ungesättigten essenziellen Fettsäuren, z. B. Sonnenblumenöl, Distelöl und Leinsamenöl. Vermeiden Sie alle gehärteten tierischen und pflanzlichen Fette.
- Bevorzugen Sie Sauerteigbrot aus Schrot oder Vollkorn. Meiden Sie Weißbrot, Zucker-, Stärke- und Weißmehlprodukte, frisches Brot, Hefegebäck und so genannte Fast-Food-Gerichte.
- Trinken Sie pro Tag mindestens 2 Liter Flüssigkeit. Bevorzugen Sie hierbei Brennnessel-, Löwenzahn- und Holunderblütentee sowie Teesorten, wie sie im Kapitel »Heilpflanzen« als Rezept beschrieben sind. Trinken Sie zusätzlich 1- bis 2-mal täglich ca. 50 ml frisch gepresste Säfte aus Karotten, Löwenzahn, Brennnessel, Rote Beete, Apfel oder Apfelsine. Auf regelmäßigen Genuss von starkem Bohnenkaffee und alkoholhaltigen Getränken, insbesondere hochprozentigen, sollten Sie gänzlich verzichten.
- Nehmen Sie bewusst zusätzlich Vitamine und Spurenelemente auf, insbesondere Vitamin A (Karotten, Rote Beete, Seefisch), Vitamin C (Paprika, Sanddorn, Zitrusfrüchte), Vitamin E (Vollkornprodukte, wertvolle Öle).
- Trinken bzw. essen Sie Sauermilchprodukte, wie Buttermilch, Kefir, Bioghurt, Magerquark und Dickmilch.
- Meiden Sie Süßmittel, Süßigkeiten und Süßwaren, Kuchen, alle raffinierten Zuckersorten sowie Frucht- und Traubenzucker.
- Beschränken Sie Ihre Salzzufuhr auf ein absolutes Minimum. Meiden Sie Pfeffer, Essiggurken, Branntweinessig, Ketchup, Senf, Suppengewürze, Suppen und Soßenpulver.

Gelatine hilft den Knorpel zu ernähren

Durch Arthrose kommt es zu einem zunehmenden Abrieb des Gelenkknorpels zwischen den beiden Gelenkflächen. Gelatine, das in seiner Zusammensetzung dem Gerüsteiweiß in den menschlichen Knorpelzellen gleicht, stimuliert die Erneuerung des Kollagens, einer leimartigen Eiweißsubstanz, die dem Gelenkknorpel, aber auch Sehnen, Bändern, Bindegewebe und Knochen Festigkeit verleiht.

Viele Patienten, die Gelatine über einen längeren Zeitraum eingenommen haben, berichten, dass sich der Schmerz in den Gelenken deutlich verringert und sich parallel dazu die Beweglichkeit verbessert hat. Dies führt dann meist auch dazu, dass schmerzstillende nebenwirkungsreiche Medikamente zumindest reduziert werden können.

Die Einnahme von Gelatine empfiehlt sich als begleitende Maßnahme bei allen arthrotischen Gelenkerkrankungen, aber auch bei der Polyarthritis in der Remissionsphase sowie beim Weichteilrheumatismus.

Bei der Anwendung werden 1- bis 2-mal täglich ca. 7–10 g (=1 Beutel) der gemahlenen Gelatine in Quark oder Jogurt verrührt eingenommen. Apotheken und Drogerien bieten entsprechende Fertigpräparate an, z. B. »Gelastin«, das bereits trinkfertig zubereitet ist und noch zusätzlich Magnesium und Vitamine enthält. Gelatine kann unbedenklich über einen längeren Zeitraum eingenommen werden, denn es ergeben sich keine Nebenwirkungen. Erfolge zeigen sich allerdings frühestens nach 1–2 Monaten.

Eine weitere Substanz, die den Knorpel schützt, ist Glukosaminsulfat (dona® 200-S). Glukosaminsulfat ist ein wichtiger Baustein des Knorpels und findet sich auch in der Gelenkflüssigkeit. In mehreren Studien konnte nachgewiesen werden, dass Glukosaminsulfat die fortschreitende Degeneration des Gelenkknorpels verhindert und außerdem antientzündlich wirkt. In den USA sind bereits Nahrungsergänzungspräparate erhältlich, die mit dieser Substanz angereichert sind.

Omega-3-Fettsäuren – Fischölfettsäuren

Langkettige, mehrfach ungesättigte Fettsäuren, zu denen auch die Omega-3-Fettsäuren gehören, sind unentbehrliche Bausteine der Zellmembran. Omega-3-Fettsäuren sind vor allem in Fischöl enthalten, das aus Kaltwasserfischen gewonnen wird. Sie wirken durchblutungsfördernd, cholesterinsenkend, antirheumatisch und entzündungshemmend. In weit mehr als 1000 wissenschaftlichen Untersuchungen wurden die vielfältigen Wirkungen gründlich erforscht. Aufgrund der günstigen Auswirkungen auf das Herz-Kreislauf-System rät die Deutsche Herzstiftung zu einer regelmäßigen Einnahme von Omega-3-Fettsäuren. Diese Fettsäuren haben sich außerdem als wirkungsvolle Hemmstoffe der Gewebshormone (Eicosanoide) erwiesen, die als Entzündungsmediatoren ein entzündliches Geschehen einleiten, unterhalten und verstärken.

Klinische Untersuchungen in den USA haben ergeben, dass durch eine hochdosierte Zufuhr von Omega-3-Fettsäuren oder Fischöl eine deutliche Besserung der chronischen Polyarthritis bei allen Testpersonen erreicht werden konnte.

Die optimale Zufuhr an Omega-3-Fettsäuren liegt beim Gesunden bei täglich 0,4 g, dies entspricht 2 Fischölkapseln mit jeweils 0,5 g Fischöl.
Günstig bei akuten entzündlichen Prozessen wirken sich 2–3 g Fischölfettsäuren pro Tag (= 4–6 Fischölkapseln je 0,5 g) und zur Prophylaxe (Vorbeugung) 1 g pro Tag aus; 1 g Fischöl ist z. B. in 120 g Dorsch oder 50 g Lachs enthalten.

Fiebertherapie

Fieber ist keine Krankheit, sondern eine Heilreaktion. Durch die Erhöhung der Körpertemperatur versucht der Organismus bei Infektionen eingedrungene Krankheitserreger loszuwerden – quasi durch »Verbrennung«. Dass Fieber eine heilsame Wirkung haben kann, erkannten bereits die frühen griechischen Ärzte, die diese Heilreaktion gezielt als Behandlungsmethode einsetzten. In der Volksheilkunde wurde das Wissen um die heilende Wirkung des Fiebers nicht vergessen. In unserem Jahrhundert wurde dieses Wissen wieder aufgegriffen, überprüft und erfolgreich angewendet.

1927 erhielt der Arzt Dr. *Wagner von Jauregg* den Medizinnobelpreis für seine erfolgreiche Fiebertherapie bei chronischen Infekten. Auch Prof. *Bier* beschrieb bereits in den 20er Jahren die Vorteile des Fiebers bei spontanen Wundentzündungen nach Brusttumoroperationen. Die Nichtmedizinerin *Maria Schlenz* (1881–1946) erstaunte die medizinische Fachwelt durch ihre außergewöhnlichen Erfolge mit Überwärmungsbädern. Eine weitere Variante des künstlichen Fiebers geht auf Dr. *Heckel* zurück. Mittels spezieller Infrarotlampen, die z. B. in einer Kabine installiert werden, wird der Patient mit Wärme erzeugenden Infrarotstrahlen bestrahlt.

Wann hilft die Fiebertherapie?

Große Erfolge wurden bei Fibromyalgie, aber auch bei chronischer Polyarthritis während des nichtentzündlichen Stadiums (Schub) erzielt. Obwohl es bisher bei Morbus Bechterew keine verwertbaren Studienergebnisse gibt, kann eine gezielte, therapeutische Temperaturerhöhung auch bei dieser Erkrankung von großem Vorteil sein.

Rheumatische Erkrankungen dürfen jedoch nie in einer entzündlichen Phase mit einer Fiebertherapie behandelt werden.

Die Fiebertherapie hat sich auch bei allergischen Erkrankungen bewährt, z. B. bei chronischer Bronchitis und Neurodermitis. Erfolg versprechende Ergebnisse konnten auch in der Krebstherapie verzeichnet werden, insbesondere bei inoperablen Tumoren.

Wie amerikanische Umweltmediziner bestätigen, führt eine Fiebertherapie über den Effekt des »entgiftenden« Schwitzens zum Absinken der Schadstoffbelastung des Blutes. Analysen der Gasabgabe über die Haut ergaben eine gesteigerte Ausscheidung von Umweltgiften und Schadstoffen, wie Benzol, Trichlorethan und Kohlenwasserstoffe.

Wie wird die Fiebertherapie durchgeführt?

■ Schlenzbäder

Die einfachste Methode, um künstliches Fieber zu erzeugen sind so genannte Schlenzbäder, die auch zu Hause in der eigenen Badewanne durchgeführt werden können. Hierbei legt sich der Kranke in ein zunächst normal temperiertes Bad (ca. 35 °C), dessen Temperatur dann langsam auf 39–42 °C erwärmt und mindestens eine Stunde aufrechterhalten wird. Diese Überwärmungsbäder, die sehr erschöpfend und kreislaufbelastend sein können, werden 1- bis 3-mal in der Woche im Beisein einer Begleitperson durchgeführt. Nach dem Bad wird der Kranke mit 37 °C warmem Wasser abgeduscht und sollte mindestens eine Stunde in einer Trockenpackung nachschwitzen.

Wegen der großen Herz-Kreislauf-Belastung, die bei älteren Menschen und insbesondere bei Bluthochdruck- und Herzkranken sehr problematisch werden kann, sollte vor einer Anwendung der Schlenzbäder und generell jeder Überwärmungstherapie noch vor Beginn der Behandlung ein Arzt zu Rate gezogen werden.

Künstliches Fieber mit Infrarotlicht

Die Infrarot-Fiebertherapie kann zu Hause in entsprechenden Heimkabinen durchgeführt werden, die z. B. von der Firma Vitatherm hergestellt werden.

Infrarotstrahlen dringen bis zu vier Zentimeter tief in das Gewebe ein und führen dort zu einer lokalen Erwärmung. Die Wärme wird vom zirkulierenden Blut aufgenommen und anschließend im ganzen Körper verteilt, so dass kein örtlicher Wärmestau entstehen kann. Während der 30–40 Minuten dauernden Behandlung wird so die Körpertemperatur um 1–1,5 °C erhöht. Während der Behandlung sollte der Patient mindestens 0,5–1 Liter Flüssigkeit trinken, um den wirkungsvollen Effekt des »entgiftenden« Schwitzens zu erhöhen. Danach folgt eine Nachruhephase von etwa 30 Minuten.

Nach Ergebnissen der Marburger Hyperthermiestudie, die an etwa 80 Rheumapatienten in Vitatherm-Infrarotkabinen durchgeführt wurde, berichteten nahezu alle Teilnehmer über einen deutlichen Rückgang ihrer Schmerzen und über ein gesteigertes Wohlbefinden.

Vor der Anwendung sollte auch hier grundsätzlich sichergestellt sein, dass keine Gegenanzeigen für diese Therapie vorliegen, wie z. B. eine akute Entzündung, schlechte Herz-Kreislaufverhältnisse u. ä..

Heilpflanzen und pflanzliche Arzneimittel (Phytotherapie)

Eines der wichtigsten Werke, das sich mit der Heilkraft der Pflanzen beschäftigt, ist die »Materia medica« (Heilpflanzenbuch), das von dem griechischen Arzt Dioskurides im 1. Jahrhundert n. Chr. verfasst wurde. Die Materia medica beschreibt etwa 600 Heilpflanzen und hatte einen wesentlichen Einfluss auf die Medizin. Sie gilt in Kennerkreisen auch heute noch als aktuell und beachtenswert.

Die ersten Arzneimittel, die der Mensch verwendete, entstammten aus dem Pflanzenreich.

Auch heute noch sind Heilpflanzen die wertvollsten Arzneimittel. Viele von ihnen sind seit langem bekannt und haben sich über Jahrhunderte bewährt. In unserer Zeit besinnt man sich zunehmend wieder der Heilkräfte der Natur. Die Wirksamkeit und heilende Kraft einer Pflanze ergibt sich immer aus ihrem Ganzen und aus dem fein abgestimmten Zusammenspiel der in ihr enthaltenen Wirkstoffe. Der chemisch isolierte einzelne Wirkstoff ist nur ein Abklatsch der eigentlichen Heilkraft einer Pflanze.

Die Behandlung von Erkrankungen mittels Heilpflanzen bzw. pflanzlichen Arzneimitteln wird als *Phytotherapie* bezeichnet. Zur Behandlung von Krankheiten verwendet man die gesamte Pflanze, aber auch Pflanzenbestandteile (Wurzel, Blätter, Blüten, Früchte, Rinde).

Wir kennen inzwischen eine große Anzahl von Heilpflanzen, die bereits über viele Generationen erfolgreich in der Rheumatherapie eingesetzt wurden. Phytotherapeutika stellen sowohl eine Ergänzung als auch eine echte Konkurrenz zu den Chemotherapeutika (chemische Arzneimittel) dar.

Heilpflanzen können Chemotherapeutika ersetzen

Wie bereits bei dem im Februar 1997 in Freiburg stattgefundenen Symposium »Rheumatherapie mit Phytopharmaka« festgestellt wurde, ist es möglich, mittels Phytopharmaka nebenwirkungsreiche nichtsteroidale Antirheumatika (NSAR), z. B. Diclofenac, zu reduzieren oder gänzlich zu ersetzen. In Brennnesseln finden sich beispielsweise verschiedene Substanzen, die Entzündungserscheinungen bei rheumatischen Erkrankungen günstig beeinflussen oder sogar eliminieren können und damit helfen, die Einahme von Chemotherapeutika (z. B. Diclofenac) zu reduzieren. Ein Viertel weniger Chemie bedeutet deutlich weniger Nebenwirkungen: weniger Magengeschwüre, seltenere Magenblutungen, weniger Magenteilentfernungen, geringere Darmbelastungen und Darmstörungen usw.

Eine Pilotstudie überprüfte die Wirkung der seit altersher bekannten Weidenrinde an Patienten mit schmerzhaften Wirbelsäulenerkrankungen. Die ersten Ergebnisse waren so Erfolg versprechend, dass derzeit eine groß angelegte klinische Studie in Tübingen durchgeführt wird.

Das pflanzliche Kombinationspräparat »Phytodolor«, welches aus echtem Goldrutenkraut, Eschen- und Zitterpappelrinde hergestellt wird, erwies sich in einer Untersuchung an Patienten mit Kniegelenksarthrose, Hüftgelenksarthrose und degenerativen Wirbelsäulenerkrankungen als ebenso wirksam wie das nichtsteroidale Antirheumatikum »Piroxicam« – und das sanft und ohne Nebenwirkungen. Das Komplexhomöopathikum war ebenfalls bei weichteilrheumatischen Erkrankungen wie der Fibromyalgie wirksam.

Als Alternative oder Ergänzung zu NSAR gelten auch Phytotherapeutika, die Guajakholzextrakte enthalten. Bereits präkolumbianische Indianer in Mittel- und Südamerika setzten Zubereitungen aus dem Holz des Guajakbaumes zu therapeutischen Zwecken ein. Heute erinnert man sich wieder an die sehr gute antientzündliche und schmerzlindernde Wirkung dieser Pflanze. Unter dem

Namen Cefadolor stellte die Arzneimittelfirma Cefak zu Beginn der 90er Jahre ein Naturheilmittel mit Guajakholz-Extrakt her. Nach Angaben des Herstellers kam es bei über 70% aller Anwendung zu einer deutlichen Besserung der rheumatischen Beschwerden sowie zum Rückgang bestehender entzündlicher Erscheinungen.

Der Kauf in der Apotheke garantiert Ihnen, dass Sie die richtige Pflanze verwenden und dass diese nicht schadstoffbelastet ist.

Die im Folgenden genannten Heilpflanzen bzw. die entsprechenden Drogen sind für eine Selbstbehandlung geeignet und können, wenn nicht anders beschrieben, in jeder Apotheke rezeptfrei als getrocknete Droge oder als Fertigarzneimittel gekauft werden.

Anwendung von Heilpflanzen als Tee

- Heilpflanzentees sollten kurmäßig nur für einen Zeitraum von nicht mehr als 2 Monaten angewendet werden. Danach empfiehlt sich ein Wechsel zu einem der anderen hier aufgeführten Heilkräutertees.
- Tee immer frisch ansetzen und nicht mehr als den Tagesbedarf auf einmal zubereiten.
- Die Tasse während des Ziehens immer abdecken, da viele Heilkräuter ätherische Öle enthalten, deren Duft alleine schon heilsam ist.
- Vor dem Trinken muss der Tee durch ein Teesieb oder eine Filtertüte abgeseiht werden.
- Falls nicht anders beschrieben werden Heilkräutertees immer vor oder nach einer Mahlzeit langsam und schluckweise getrunken.
- Einige Tees werden auch als **Kaltauszüge** hergestellt. Meist handelt es sich hier um Rinden oder Wurzeln von Heilkräutern, die längere Zeit benötigen, um ihre Wirkstoffe freizugeben. Vor dem Genuss sollte der Kaltauszug etwas angewärmt werden, da er so bekömmlicher ist.

Bärlauch

Bärlauch gehört zur Familie der Liliengewächse und ist in fast ganz Europa verbreitet. Die meist in großen Beständen wachsende Pflanze bedeckt im Frühjahr ganze Auwälder mit ihren frischgrün glänzenden und lanzettartigen Blättern. Die bis zu 50 cm hohe Pflanze bevorzugt, wie viele Heilpflanzen, die bei rheumatischen Erkrankungen Anwendung finden, feuchte Standorte, z. B. feuchte, schattige Wiesen und Auen. Der Bärlauch enthält als Inhaltsstoffe Allicin, schwefelhaltige ätherische Öle und Vitamin C. Da die Blätter im getrockneten Zustand schnell ihre Heilkräfte einbüßen, sollten nur frische Blätter, d. h. noch vor der Blüte im April/Mai gesammelte, verwendet werden.

Bärlauch ist ein hoch geschätztes Blutreinigungsmittel, stärkt die Verdauungsorgane, wirkt entschlackend, entgiftend und entzündungshemmend. Die Pflanze wird traditionell auch bei entzündlichen, degenerativen und weichteilrheumatischen Erkrankungen angewendet. Seine heilkräftige Wirkung bei Hauterkrankungen macht den Bärlauch auch zu einer idealen Heilpflanze bei der Psoriasis-Arthritis.

Achtung! Der Bärlauch kann im nichtblühenden Zustand, also während der idealen Sammelzeit, sehr leicht mit dem tödlich giftigen Maiglöckchen verwechselt werden. Ein eindeutiges Unterscheidungsmerkmal ist der starke knoblauchartige Geruch des Bärlauchs, der beim Zerreiben der Pflanze entsteht.

Anwendung

Zur unterstützenden Behandlung rheumatischer Erkrankungen verwendet man nur die frischen Blätter des Bärlauchs. Die Blätter werden klein geschnitten und als Brotauflage, für Suppen, Weichkäse, Kartoffeln und als Salat- oder Spinatbeigabe verwendet. Frischer Bärlauchblättersaft dient zum Einreiben rheumatisch betroffener Gelenke.

Beinwell

Die dicht behaarte, bis zu 1,5 m hohe Pflanze ist auch unter den Namen »Beinwurz« oder »Schwarzwurz« bekannt. Sie ist in Europa und Asien beheimatet und bevorzugt als Standorte feuchte Wiesen und Bachufer. Als Inhaltsstoffe findet man in Wurzel und Kraut Allantoin, Gerb- und Schleimstoffe sowie Pyrrolizidinalkaloide.

Beinwell sollte nur äußerlich als Tinktur oder Breiumschlag verwendet werden.

Anwendung

Tinktur und Breiumschlag wirken entzündungshemmend und blutstillend. Sie eignen sich deshalb bei allen Knochenverletzungen, Verstauchungen, Blutergüssen, Prellungen, schlecht heilenden Wunden, offenen Beinen und Lymphknotenschwellungen. Bei allen entzündlichen Gelenkerkrankungen und Gelenkschwellungen reibt man 2-mal täglich die betroffenen Stellen mit einer gekauften oder selbst hergestellten Tinktur ein. Bei nichtentzündlichen weichteilrheumatischen Erkrankungen wie der Fibromyalgie können warme Breiauflagen der Beinwellwurzel und -blätter angewendet werden.

Zubereitung

- Zur Herstellung einer *Tinktur* verwendet man die Wurzeln der Pflanze, die zunächst gewaschen und mit einer Bürste sorgfältig gereinigt werden. Anschließend schneidet man die Wurzeln klein, füllt sie locker in eine Flasche und übergießt alles mit 40%-igem Alkohol (Obstschnaps oder Korn). Die Flasche lässt man 2 Wochen lang in der Sonne stehen. Danach füllt man die Flüssigkeit ohne die Wurzelteile in ein anderes Gefäß um. Mit der so entstandenen Tinktur reibt man sich 2-mal täglich die betroffenen Gelenke ein.
- Für einen *Breiumschlag* kann man sowohl die Wurzeln als auch die Blätter der Pflanze verwenden. Die sorgsam gereinigten Wurzeln werden fein vermahlen und in eine Teetasse mit heißem Wasser gegeben. Unter Zugabe einiger Tropfen Speiseöl verrührt man das Ganze zu einem Brei, der auf die betroffenen Stellen warm aufgestrichen und mit einem Tuch abgedeckt wird. Die frischen Blätter des Beinwell werden mit einem Nudelholz weich gewalkt und direkt auf die Haut aufgelegt. Diese Umschläge sollten über Nacht, mindestens aber 2–3 Stunden lang auf der Haut belassen werden.

Birke

Die Birke bevorzugt lichte Standorte und sauer humosen Boden. Traditionell verwendet man in der Volks- und Naturheilkunde die Rinde, die Blätter, die Knospen und den Saft. Als Inhaltsstoffe enthalten die Blätter Gerbstoffe, Flavonglykoside und ätherisches Öl.

Im Mittelalter zapfte man die Birken im Frühjahr an, um ihren Saft zu gewinnen, der als Kräftigungsmittel für Kinder verwendet wurde. Die älteren Blätter dieses Baumes werden traditionell bei Erkrankungen der Niere und Blase, aber auch bei rheumatischen Erkrankungen einschließlich der Gicht angewendet. Der aus den Blättern zubereitete Tee wirkt harntreibend, blutreinigend und entzündungshemmend.

Auch die norwegischen Lappen verwenden Birkenlaub gegen Rheumatismus. Sie benutzen dazu die jungen, gerade ausgeschlagenen Birkenblätter, die auf der Blattoberseite noch einen weißen Belag haben. Diese noch klebrigen Blätter werden von den Zweigen gezupft und in mindestens zwei Lagen auf eine Decke ausgebreitet. Mit Ausnahme des Kopfes wird der Kranke ganz mit Blättern bedeckt und anschließend zugedeckt. Nach einem starken Juckreiz, der aber nur kurze Zeit andauert, kommt es zu einem starken und angenehm empfundenen Schweißausbruch. Patienten berichteten, dass sie sich nach dieser Schwitzkur nicht nur außerordentlich erleichtert fühlen, sondern beobachten auch eine Schmerzlinderung und einen Rückgang ihres entzündlichen rheumatischen Geschehens.

Neben den Blättern wird in der Volks- und Naturheilkunde auch die Birkenrinde angewendet. Sie hat einen hohen Gehalt an Betulin-Betulakampfer. Die Abkochung wird äußerlich verwendet bei Hauterkrankungen und innerlich bei Wassersucht.

Anwendung
Als Tee verwendet man die im Frühjahr gesammelten Blätter. Apotheken und Drogerien haben Birkenblättertee fertig abgepackt und ganzjährig in ihrem Angebot. Man gibt 2 TL der Droge auf 1/4 Liter kochend heißes Wasser und lässt den Tee 10 Minuten ziehen. Bei kurmäßiger Anwendung über einen Zeitraum von 3–4 Wochen werden täglich 2–3 Tassen getrunken.

Brennnessel

Die Brennnessel ist in allen gemäßigten Zonen weltweit verbreitet. Diese als Unkraut geltende Pflanze ist jedermann durch ihr gefürchtetes Nesselgift bekannt, das rote Hautquaddeln erzeugt. Die Brennnessel wirkt durch ihren hohen Eisengehalt stark auf die Beschaffenheit des Blutes. Außerdem enthält sie reichlich Vitamine, Lecithine und Mineralien.

Bei rheumatischen Erkrankungen sollte man sich an die berühmte Brenn nesselsuppe der Kriegsjahre erinnern.

Die Brennnessel wird in der Naturheilkunde traditionell bereits seit dem Mittelalter bei Erkrankungen des rheumatischen Formenkreises, bei Hauterkrankungen und Erkrankungen der Niere angewendet. Als Tee wirkt sie harntreibend, entwässernd, blutbildend, blutreinigend, blutzuckersenkend und entzündungshemmend. Ihre entschlackende und damit entgiftende Wirkung macht sie zu einer idealen Heilpflanze bei allen rheumatischen Erkrankungen.

Anwendung
Als besonders wirksam bei Arthrose und rheumatoider Arthritis zeigte sich die regelmäßige Einnahme eines Brennnesselblätterextraktes. Bei hartnäckigen Ischialgien eignet sich das Brennnesselkraut auch zur Anwendung als Badezusatz.

Das Peitschen mit frischem Brennnesselkraut galt in vergangenen Jahrhunderten als die effektivste Methode gegen Rheumatismus. Heutzutage wirkt dies etwas abschreckend, trotzdem wird diese altbewährte Methode wieder zunehmend empfohlen. Das wohlige, stundenlang anhaltende Wärmegefühl und die oftmals lang anhaltende Schmerzfreiheit belohnt den Mutigen. Das Peitschen wird für einen Zeitraum von 2–3 Tagen einmal täglich durchgeführt. Danach folgt eine Pause von 2–3 Tagen. Wer diese etwas unorthodoxe Behandlungsform scheut, dem empfehle ich entsprechend zubereitete Brennnesselextrakttees und -bäder.

Zubereitung

- Für einen *Teeaufguss* übergießt man einen gehäuften TL Brennnesselextrakt mit einer Tasse kochendem Wasser. 5 Minuten ziehen lassen, dann abseihen. Täglich 3 Tassen trinken.
- Für ein *Vollbad* gibt man ca. 200 g Brennnesselkraut in ca. 40 °C heißes Badewasser und lässt das Wasser auf 37–38 °C abkühlen. Die Badedauer sollte etwa 20 Minuten betragen.

Ehrenpreis

Im Volksmund wurde diese ausdauernde, in trockenen lichten Wäldern, an Waldrändern und auf mageren Weiden wachsende Pflanze auch »Allerweltsheil« und »Männertreu« genannt. Der Ehrenpreis bevorzugt trockene Böden, hat einen behaarten, am Boden kriechenden Stengel, der am Ende aufsteigt und bis zu 30 cm groß werden kann. Die Blätter sind weich behaart, silbrig schimmernd und am Rande fein gezähmt. Die Pflanze blüht von Juni bis August.

Anwendung

Bei rheumatischen Erkrankungen wird Ehrenpreis angewendet als Tinktur zu äußerlichen Einreibungen, aber auch als blutreinigender und entzündungshemmender Tee. Der Tee hat zusätzlich eine magen-, verdauungs- und leberstärkende Wirkung. Die Nebenwirkungen von Antirheumatika, die sich in erster Linie auch auf diese Organe auswirken, können durch die regelmäßige Anwendung des Tees reduziert werden. In solchen Fällen empfiehlt es sich, im wöchentlichen Turnus reinen Ehrenpreistee mit einer Teemischung aus 50 g Ehrenpreis, 50 g Löwenzahn und 25 g Wegwartenblüten zu wechseln.

Zubereitung

- Für den *Tee* 2 TL der Droge mit $^1/_4$ Liter kochend heißem Wasser überbrühen und 10 Minuten ziehen lassen. 2–3 Tassen täglich trinken. Zur gleichzeitigen Stärkung der Verdauungsorgane empfiehlt sich die o. g. Teemischung.
- Die reine *Tinktur* kann äußerlich zur Einreibung der betroffenen Gelenke, aber auch innerlich angewendet werden. Innerlich nimmt man 3-mal täg-

lich 15 Tropfen. Um die Tinktur selbst herzustellen nimmt man 2 Hände voll des blühenden, kleingeschnittenen Krauts, das mit 1 Liter 38%-igem Kornbranntwein angesetzt und 14 Tage in die Sonne gestellt wird. Die Teedroge, aber auch die Tinktur kann über jede Apotheke bezogen werden.

Huflattich

Der bis zu 25 cm hohe Huflattich bevorzugt lehmhaltige und feuchte Böden und ist fast in ganz Europa, Nordasien und Nordafrika beheimatet. Die weißfilzig behaarten Blütenstengel der Pflanze, die mit bleich-rötlichen Schuppenblättchen besetzt sind, erscheinen Anfang März noch vor den Blättern. Als ersten Vorboten des Frühlings sieht man bereits Mitte März auf feuchten Wiesen und an Wegrändern die gelben Blütenkelche dieser Heilpflanze. Inhaltsstoffe sind ätherische Öle, Schleim-, Bitter- und Gerbstoffe sowie Vitamin C.

Bekannt ist der Huflattich hauptsächlich durch seine heilende Wirkung bei Husten, Lungen- und Bronchialerkrankungen. Bei akuten Gelenksentzündungen, die mit einer starken Schwellung einhergehen, sowie bei allen Schleimbeutelentzündungen haben sich Huflattichbreiumschläge bestens bewährt.

Anwendung
Für einen Breiumschlag verwendet man nur frische Blätter, die zu einem Brei verrieben und auf das betroffene Gelenk für die Dauer von mindestens 2 Stunden, am besten über Nacht, aufgelegt werden. Anschließend deckt man das Gelenk mit einem Tuch ab.

Indisches Weihrauchharz

Schon Hippokrates (460–377 v. Chr.) beschrieb das Boswelliaharz als eines der wichtigsten Heilmittel, u. a. bei schlecht heilenden Wunden, Atemwegserkrankungen und akuter Mandelentzündung (Tonsillitis). Er erkannte bereits die sehr gute entzündungshemmende Wirkung des Harzes, das in der indischen Heilkunde (Ayurveda) unter dem Namen »Sallaki« traditionell u. a. bei allen entzündlichen rheumatischen Erkrankungen verwendet wird.

Weihrauchharz zeigt gerade bei chronisch-entzündlichen Erkrankungen des rheumatischen Formenkreises erstaunlich gute Wirkungen.

Neuere Forschungsergebnisse rücken dieses uralte Heilmittel auch für uns Europäer wieder in den Brennpunkt. Mittlerweile besonders gut erforscht ist die indische Weihrauchpflanze, deren Boswelliasäuren innerlich angewendet in der Lage sind, die Bildung von Entzündungsmediatoren wie Prostaglandine und Leukotriene zu unterdrücken. Diese Stoffe sind maßgeblich beim Entzündungsgeschehen bei chronisch-entzündlichen Erkrankungen beteiligt.

Äußerlich, als Salbe, Pflaster oder Puder angewendet, zeigt das Boswelliaharz eine sehr gute desinfizierende und wundheilende Wirkung und eignet sich besonders zur Behandlung von schlecht heilenden Wunden, Geschwüren und Warzen. Klinische Untersuchungen bestätigen nicht nur das traditionelle Anwendungsspektrum, sondern erweitern sogar noch die Anwendungsempfehlungen.

Die Wirkung des innerlich angewendeten Boswelliaharzes tritt nicht sofort ein, sondern ist erst nach einem Monat wahrnehmbar.

In Deutschland sind nur homöopathische Weihrauchpräparate rezeptfrei und frei verkäuflich zu erhalten: »Olibanum RA« kann sowohl als Tropfen, Tabletten, Globuli (Streukügelchen) als auch als Salbe in jeder Apotheke bezogen werden. Über mögliche weitere neu zugelassene Präparate kann Ihnen Ihr Behandler und Ihr Apotheker Auskunft erteilen.

Anwendung

- **Bei akuter und primär chronischer Polyarthritis**
  Mittels eines entsprechend dosierten Weihrauchpräparates lässt sich die Dosis der nebenwirkungsreichen Basistherapeutika, aber auch von Cortisonpräparaten in vielen Fällen deutlich reduzieren. Das Weihrauchharz wirkt bei der Polyarthritis nicht nur günstig gegen das ständig aufflammende Entzündungsgeschehen, sondern wirkt bei der Erkrankung auch an den Wurzeln, d. h. es dämpft die Autoaggression bzw. das überschießende Immunsystem. Aufgrund der sehr guten Verträglichkeit und geringen Nebenwirkungen sind Boswelliapräparate auch für eine Langzeitanwendung geeignet.
  Kenner der ayurvedischen Medizin empfehlen bei einer schweren und fortgeschrittenen chronisch-entzündlichen Polyarthritis zusätzlich die Einnahme des ayurvedischen Präparates »Pavitrayur forte«. Hierbei handelt es sich um einen Präparateextrakt aus 27 verschiedenen indischen Heilpflanzen, der traditionell auch bei der Behandlung von Karzinomen (insbesondere Gliome) und Psoriasis-Arthritis Anwendung findet.
  Bei der Psoriasis-Arthritis wirken sich Weihrauchpräparate sowohl günstig auf das arthritische als auch auf das hautbezogene Krankheitsgeschehen aus.

- **Bei Morbus Bechterew**
  Auch beim Morbus Bechterew, dem ähnlich der Polyarthritis ein überschießendes entzündliches Geschehen unter Beteiligung des Immunsystems in

Form autoaggressiver Mechanismen zugrunde liegt, empfiehlt sich eine Behandlung mittels des Boswelliaharzes.
Dies gilt insbesondere, wenn neben der primären Erkrankung gleichzeitig ein Morbus Crohn oder eine Colitis ulcerosa besteht.

- **Bei Weichteilrheumatismus**
  Obwohl bei weichteilrheumatischen Erkrankungen, wie der Fibromyalgie oder der (generalisierten) Tendomyopathie im Allgemeinen kein entzündliches Geschehen nachgewiesen werden kann, berichteten Patienten nach Einnahme eines Weihrauchpräparates über eine Besserung ihrer Schmerzsymptome. In diesem Zusammenhang stehen allerdings eingehendere Anwendungsuntersuchungen noch aus.

Dosierung
Grundsätzlich sollte die Dosierung unter Berücksichtigung der Herstellerangaben und nach Absprache mit Ihrem Behandler erfolgen. Die anfängliche Dosis von Boswelliastandardextrakten (z. B. Seratin 500) beträgt bei hochakuten Beschwerden 3 Kapseln pro Tag (z. B. 3 Kapseln Seratin 500 = 1000 bis 1500 mg). Bei einer Dauertherapie genügt zumeist eine tägliche Gabe von 500 mg, in schweren und fortgeschrittenen Fällen von 1000 mg.

Nebenwirkungen
Bei Langzeiteinnahme von Boswelliastandardextrakten wie »Seratin 500« wurde vereinzelt über Sodbrennen und/oder Wärmegefühl in Händen und Füßen berichtet. Um mögliche Wechsel- oder Nebenwirkungen mit anderen, insbesondere chemischen Medikamenten auszuschließen, sollte eine Einnahme, insbesondere in der Schwangerschaft mit Ihrem Behandler abgesprochen werden.

Bitte beachten!

Mittels Weihrauchharzpräparaten ist es oftmals möglich, die Einnahme nebenwirkungsreicher chemischer Basistherapeutika oder auch Cortisonpräparate zu vermindern oder sogar zu ersetzen.

Eine Medikamentenreduzierung oder ein Verzicht auf bisher eingenommene Medikamente sollte allerdings niemals ohne vorherige Absprache und Überwachung durch Ihren Behandler erfolgen!

Löwenzahn

Löwenzahntee wird neben rheumatischen Erkrankungen und Gicht auch bei Leber- und Gallenleiden, Nieren- und Hauterkrankungen sowie Hämorrhoiden getrunken. Sowohl Blätter, getrocknete Blüten als auch Wurzeln können für die Zubereitung des Tees verwendet werden, der sich besonders für eine Frühjahrskur empfiehlt. In der Pflanze finden sich Vitamine, Mineralsalze, Enzyme. Kieselsäure, ätherisches Öl, Cholin, Tannin sowie Bitter- und Schleimstoffe.

Anwendung
Für den Tee übergießen Sie 1 EL Löwenzahn mit 1 Tasse kochendem Wasser. 5 Minuten bedeckt ziehen lassen, abseihen und nach Geschmack mit etwas Honig süßen. Kurmäßig, besonders als Frühjahrskur, täglich 2 Tassen schluckweise trinken.

Schlüsselblume

Die naturgeschützte Pflanze, die zu den Primelgewächsen gehört, findet man in fast ganz Europa. Sie hat eine nerven- und herzstärkende sowie eine blutreinigende Wirkung. Als Wirkstoffe enthält die Schlüsselblume Saponine und Flavonoide. Bei rheumatischen Erkrankungen wirkt sie entschlackend und damit entgiftend, schmerzlindernd und entzündungshemmend. Bereits Pfarrer Kneipp war ein großer Bewunderer dieser Heilpflanze. Er empfahl Rheumakranken, täglich 2 Tassen Schlüsselblumentee über einen längeren Zeitraum zu trinken.

Anwendung
Für den Tee 2 TL der gekauften und getrockneten Droge in $^1/_4$ Liter kochend heißes Wasser geben. 5 Minuten ziehen lassen. Täglich 2–3 Tassen langsam und schluckweise trinken.

Schwarze Johannisbeere

Wir finden diesen bis zu 2 m hohen, etwas unangenehm riechenden Strauch immer in der Nähe von Wasser, in Auwäldern und an Ufern. Die Schwarze Johannisbeere wächst in Mittel- und Nordeuropa sowie in Nordasien. Sie enthält Rutin, Gerbstoff, Vitamin C und ätherisches Öl.

Die Blätter des Strauches werden als Pflanzendroge zur Teezubereitung verwendet, die Früchte können zu Marmelade und Saft zubereitet werden. Eine besondere Bedeutung kommt den Johannisbeerkernen zu, die α- und γ-Linolensäure enthalten. Diese werden in den Prostaglandinstoffwechsel eingeschleust und wirken dort entzündungshemmend. Der Johannisbeerblättertee, insbesondere aber die Johannisbeerkerne bzw. deren Öl eignen sich zur unterstützenden Behandlung aller entzündlichen rheumatischen Erkrankungen.

Anwendung
Für den Tee werden 2 TL Johannisbeerblätter mit $^1/_4$ l Wasser kalt angesetzt und zum Sieden erhitzt. Von dem Tee sollte man kurmäßig täglich 2–3 Tassen trinken. Der Tee wirkt entwässernd, leicht entzündungshemmend und leicht schmerzlindernd.

Die Kerne der Beeren werden als Kapseln angeboten. Diese wirken bei entsprechend hoher Dosierung entzündungshemmend, wodurch die Möglichkeit besteht, unter Beobachtung die Dosierung von Cortisonpräparaten und/oder nichtsteroidalen Antiphlogistika (= nichtcortisonhaltigen Anti-Entzündungspräparate) entscheidend zu reduzieren. Versuche über 24 Wochen mit Kapseln, die das Öl der Kerne enthalten, zeigten eine Besserung der objektiven Krankheitszeichen bei Patienten mit einer rheumatoiden Arthritis. Wegen der derzeit noch notwendigen hohen Dosierung und der deshalb großen Kapseln ist die Akzeptanz der Therapie bei Patienten noch gering.

Schwedenkräuter

Durch *Maria Treben* wurden die von dem schwedischen Arzt Dr. *Samst* zusammengestellten Schwedenkräuter auch in Deutschland bekannt. Dieser Kräutermischung werden universelle und fast schon unglaubliche Wirkungen nachgesagt. Der Schwedenbitter, der heutzutage in fast jeder Apotheke bezogen werden kann, hat sich bei innerlicher und äußerlicher Anwendung auch bei rheumatischen Erkrankungen bewährt. Es empfiehlt sich eine gleichzeitige innerliche Anwendung mittels der Schwedenbittertropfen und eine äußerliche Anwendung mittels Schwedenbitterumschlägen.

Anwendung
Für die innerliche Anwendung werden die Schwedenbittertropfen niemals pur, sondern nur vermischt mit Tee getrunken. Es empfiehlt sich eine ca. 4-wöchige kurmäßige Anwendung mit 3-mal täglich einem TL Schwedenbittertropfen in Zinnkraut oder Brennnesseltee. Nach einer 4-wöchigen Pause kann die Kur wiederholt werden.

Bei der äußerlichen Anwendung reibt man das betroffene Gelenk zunächst mit Ringelblumensalbe oder Vaseline ein. Anschließend legt man ein mit Schwedenbittertropfen leicht befeuchtetes Tuch oder einen Waschlappen auf die betroffene Stelle und umwickelt diese mit einer Binde oder einem Tuch, damit die Wäsche nicht fleckig wird. Man lässt den Umschlag ca. 3 Stunden oder über Nacht einwirken. Bei Hautreizungen den Umschlag entfernen, die Haut reinigen und anschließend mit Ringelblumensalbe einreiben. In solchen Fällen sollte man die Umschläge kürzer anwenden bzw. darauf verzichten. Zeigen sich nach der Anwendung keine unangenehmen Hautreaktionen, pudert man die Haut nach dem Abnehmen des Umschlags gut ein. Schwedenkräuterumschläge können bei guter Verträglichkeit ebenfalls kurmäßig über einen Zeitraum von 4 Wochen alle 2–3 Tage angewendet werden.

Teufelskrallenwurzel

Die südafrikanische Teufelskralle (*Harpagophytum procumbens*) wird in Frankreich bereits seit vielen Jahren erfolgreich als pflanzliches Antirheumatikum eingesetzt. Der Hauptinhaltstoff der kartoffelähnlichen Speicherwurzel ist Harpagosid. Weiterhin findet man in der Wurzel die Alkaloide Procumbin und Haragid.

Wie vielfach in der Praxis bestätigt wurde, sind die ausgeprägten entzündungshemmenden Eigenschaften dieser Pflanze mit denen des pharmazeutischen Rheumawirkstoffes »Indometacin« vergleichbar. Weiterhin kann dem Teufelskrallentee eine stoffwechselanregende, entschlackende und damit auch entgiftende Wirkung zugesprochen werden. Die stärkende und entlastende Wirkung auf die oftmals durch die Rheumamedikamente geschädigten Ausscheidungsorgane Leber und Niere macht diese Wurzel als Teeabkochung zu einem hervorragenden pflanzlichen Antirheumatikum. Andere Autoren berichteten auch über Therapieerfolge bei verschiedenen rheumatischen Erkrankungen nach Injektionen mit Teufelskrallenextrakten.

Anwendung findet die Pflanze neben allen entzündlichen rheumatischen Erkrankungen, der (Poly)Arthritis, der aktivierten, also entzündlichen Arthrose auch bei Stoffwechselerkrankungen, Leber-, Gallen- und Nierenleiden, Erkrankungen der Harnwege, Allergien und allgemeinen Alterserscheinungen.

Anwendung

Von den zumeist angebotenen geschnittenen Speicherwurzeln gibt man für den Tee 1 TL in ein Gefäß und übergießt dieses mit 300 ml kochendem Wasser. Vorzugsweise sollte man dies abends tun und das Gefäß bei Raumtemperatur 8 Stunden lang (über Nacht) stehen lassen. Danach wird der Aufguss abgeseiht und in 3–4 Portionen aufgeteilt, die über den Tag verteilt, schluckweise getrunken werden. Den leider sehr bitteren Geschmack kann man mit 1–2 TL Honig oder etwas Süßstoff mildern.

Fertigpräparate können ebenfalls eingenommen werden:

- Harpagoforte ASmedic Kapseln (Extrakt)
- Sogoon Filmtabletten (Extrakt)
- Doloteffin Filmtabletten
- Allya Cpl Injektopas (Injektionspräparat)

Weidenrinde

Die Pflanzenheilkunde kennt eine Reihe von schmerzstillenden Pflanzen, die bekannteste unter ihnen ist die Weide. Der inaktive Inhaltsstoff der Weide, das Salicin, wird erst im Körper in die aktive Form »Salicylsäure« umgewandelt. Weitere Inhaltsstoffe sind z. B. Flavonoide und Catechine.

Salicylsäure ist fester Bestandteil vieler Schmerztabletten. Wird Salicylsäure z. B. in Form von Schmerztabletten eingenommen, kann dies den Magen-Darm-Bereich schädigen. Bei der Einnahme der inaktiven Form der Salicylsäure, dem Salicin, muss mit diesen Nebenwirkungen nicht gerechnet werden, da diese Vorstufe erst im Körper metabolisiert wird.

Weidenrinde kann sowohl als Tee als auch als Extrakt mit dem noch inaktiven Wirkstoff eingenommen werden. Als Extrakt können Fertigpräparate in jeder Apotheke erworben werden, z. B. Assalix.

Weißkohlblätter

Erfahrene Naturheilpraktiker empfehlen bei entzündlichen Gelenkerkrankungen Weißkohlblätter als Umschläge. Hierzu verwendet man einen frischen, noch voll im Saft stehenden Weißkohl. Die großen Weißkohlblätter werden entfernt und gewaschen. Anschließend wird die Blattachse herausgeschnitten. Die so präparierten Blätter werden in einem Sieb über einem Topf mit heißem Wasser angewärmt und anschließend mit einem Nudelholz so lange gewalkt, bis die Blattrippen zerquetscht und die Blätter weich sind. Anschließend werden die großen Blätter um das betroffene Gelenk gelegt, mit einer dünnen Binde umwickelt und mit Plastikfolie luftdicht abgeschlossen. Die Kohlblätter sollten mehrere Stunden, besser noch über Nacht auf dem Gelenk bleiben. Werden die Kohlumschläge konsequent über mehrere Tage/Nächte angewendet, kommt es in aller Regel zu einem sehr zufriedenstellenden Rückgang des Entzündungsgeschehens, der Schwellung und der Schmerzen.

Zinnkraut

Das Zinnkraut ist auch unter den Namen »Ackerschachtelhalm« oder »Fegekraut« bekannt. Auch hier war es Pfarrer Kneipp, der dieser Pflanze zu Ehren verhalf. Für den Unkundigen ist Zinnkraut ein Unkraut, der Kundige stillte so manche schwere und bedrohliche Blutung mittels dieser Heilpflanze. Der Schweizer Pfarrer und Naturheilkundige *Künzle* empfahl das Zinnkraut zu Recht auch bei Rheuma- und Nervenschmerzen. Die universelle Heilpflanze hat eine entzündungshemmende, blutungsstillende, entwässernde und schmerzstillende Wirkung.

Anwendung

Zinnkrautwaschungen empfehlen sich bei der Psoriasis-Arthritis und beim Lupus erythematodes. Bei fortgeschrittenen rheumatischen Erkrankungen, insbesondere bei arthritischen Erkrankungen wie der chronischen oder akuten Polyarthritis empfiehlt sich ein Teilbad der Hände oder Füße in einem gut abgekühlten Zinnkrautteilbad. Dazu sollten zusätzlich täglich 2 Tassen Zinnkrauttee schluckweise getrunken werden.

Maria Treben empfahl Zinnkrautsitzbäder bei Bandscheibenschäden und -beschwerden, aber auch bei Halswirbelsäulenbeschwerden. Das Sitzbad empfiehlt sich ebenfalls im Anfangsstadium des Morbus Bechterew bzw. bei Entzündungserscheinungen der Kreuz-/Darmbeingelenke, Hüftgelenksarthrose/-arthritis, aber auch bei akuten Lumbalgien, Ischialgien und Hexenschuss.

Zubereitung

- Für den *Tee* 1 gehäuften TL Zinnkraut auf 1/4 Liter kochendes Wasser geben, ca. 5 Minuten ziehen lassen. In Kombination mit dem Zinnkrautteilbad täglich 2 Tassen trinken.
- Für *Teilbäder* der betroffenen Gelenke werden 40 g Zinnkraut über Nacht in kaltem Wasser angesetzt. Am nächsten Tag wird das Ganze bis zum Kochen erhitzt. Sobald das Wasser gut abgekühlt ist, füllt man es in 2 Schüsseln bzw. kleine Eimer, füllt den Rest mit kühlem Wasser nach und badet die betroffenen Hände oder Füße für die Dauer von 20 Minuten. Danach nicht abtrocknen, sondern nur abtupfen.
- Für *Sitzbäder* werden 100 g Zinnkraut über Nacht in kaltem Wasser angesetzt. Am nächsten Tag wird das Ganze bis zum Kochen erhitzt. Der Sud wird in das lauwarme Badewasser gegeben. Die Badedauer beträgt 20 Minuten. Nach dem Bad sollte sich der Patient nicht abtrocknen, sondern feucht in den Bademantel schlüpfen und ca. eine Stunde im Bett nachdunsten. Das Sitzbad kann am nächsten Tag nach Wiedererwärmen des Wassers nochmals verwendet werden.

Bei Hexenschuss oder bei Bandscheibenbeschwerden oder -schäden sollte das Bad gut warm bis heiß (38–39 °C) sein. Dasselbe empfiehlt sich bei nichtentzündlichen Halswirbelbeschwerden sowie Schulter-Nackensteife und dem Schleudertrauma der Halswirbelsäule. Das warme Sitzbad wirkt auch auf die oberen Wirbelsäulenabschnitte, auf die zusätzlich noch ein Umschlag aus Zinnkrautbrei oder aus einem in Wasser getränkten Baumwolltuch aufgelegt werden sollte.

- *Zinnkrautdunstumschläge* eignen sich für alle von einer Arthritis oder Arthrose betroffenen Gelenke. Hierzu werden zwei Handvoll Zinnkraut in ein Sieb gegeben, das man über kochendes Wasser hängt. Sobald das Kraut weich und erhitzt ist, gibt man es in ein Tuch, das auf das oder die betroffenen Gelenke aufgelegt und über Nacht belassen wird.
  Bei nichtentzündlichen Gelenkerkrankungen werden die Dunstumschläge gut warm aufgelegt. Bei entzündlichen Gelenken darf der Umschlag erst nach dem Abkühlen, maximal lauwarm aufgelegt werden.

Heilwässer bei rheumatischen Erkrankungen

Unsere Gesundheit hängt maßgeblich davon ab, was wir trinken und wie viel wir trinken.

Wasser, das wir in uns tragen und das wir zu uns nehmen bestimmt maßgeblich unseren Gesundheitszustand. Wasser macht durchschnittlich 50–60% des Körpergewichtes eines erwachsenen Menschen aus. Trinken ist lebenswichtig und Wasser unser wichtigstes Nahrungsmittel – während der Mensch durchaus ein paar Wochen ohne Nahrung auskommen kann, stirbt er unweigerlich nach nur wenigen Tagen ohne Wasser. Mindestens 2,5 Liter Flüssigkeit braucht der gesunde Mensch durchschnittlich pro Tag. Das sind fast 920 Liter Flüssigkeit pro Jahr oder 67 000 Liter in einem Leben. Der amerikanisch-iranische Arzt Dr. *Batmangehelidj* kommt in seiner Veröffentlichung »Wasser, die gesunde Lösung« zu der Feststellung, dass eine chronische Austrocknung des Körpers für eine Reihe von Erkrankungen verantwortlich sein kann. Hierzu zählt er auch einige rheumatische Erkrankungen.

Wasser ist der größte Bestandteil des Blutes und Lösungs- und Transportmittel für lebenswichtige Stoffe. Selbst unsere Körperzellen bestehen zum größten Teil aus Wasser. Durch das Wasser werden u. a. Gift- und Abbauprodukte abtransportiert, die durch das Stoffwechselgeschehen unseres Körpers anfallen. Die Ausscheidung dieser »Giftstoffe«, die an fast allen rheumatischen

Erkrankungen beteiligt sind, erfolgt hauptsächlich durch die Nieren, gefolgt von der Haut und den Lungen.

Der große wasserkundige Pfarrer *Kneipp* sah im Wassertrinken eine der besten Möglichkeiten zur Entgiftung des erkrankten Körpers und empfahl es seinen Patienten als Basistherapie. In Heilwässern sind Mineralien gelöst, die im Körper nach erfahrungsmedizinischen Gesichtspunkten bestimmte günstige Wirkungen auslösen. So zum Beispiel haben sie eine abführende Wirkung, steigern den Gallenfluss, wirken wasserausschwemmend, schleimlösend, entzündungshemmend und können der Bildung von »Harnsteinen« entgegenwirken. Heilwässer wirken nur bei einer mehrwöchigen Trinkkur, in der pro Tag bis zu 2 Liter und mehr getrunken werden. Sie werden meist auf nüchternen Magen genossen, was den Kontakt mit der Schleimhaut von Magen und Darm und die Aufnahme in den Körper begünstigt.

Heilwässer für Trinkkuren bei rheumatischen Erkrankungen

- **Calcium-Magnesium-Hydrogencarbonatwässer** zeigen eine entzündungshemmende Wirkung und helfen auch bei dauernd erniedrigtem Blutcalciumspiegel. Weiter wirken die Wässer ausschwemmend, erhöhen die Ausscheidung der Harnsäure aus dem Körper und säuern den Harn an, was die Bildung von Harnsäuresteinen begünstigen kann.

Vorsicht bei Personen mit Harnsäuresteinen!

Die Bildung von »Harnsteinen«, in denen Phosphat und Carbonat enthalten sind, können sie dagegen verhindern helfen. Kurorte sind u. a. Bruchhausen, Driburg, Imnau, Bad Pyrmont, Steben, Bad Wildungen.

- **Jodhaltige Wässer** sollten nur nach Absprache und unter Überwachung Ihres Behandlers zur Trinkkur genutzt werden. Jod wird eine günstige Wirkung bei »Arterienverkalkung« und bei chronisch-entzündlichen Gelenkerkrankungen zugeschrieben. Kurorte: u.a. Bodenwerder, Endorf, Heilbrunn, Holm, Schwartau, Tölz.

Vorsicht bei allergischen Reaktionen auf Jod!

- **Radioaktive Wässer** enthalten meist das Edelgas Radon, das nach einigen Stunden wieder aus dem Körper ausgeschieden wird. Durch die Wässer werden die Drüsen zur Hormonproduktion angeregt (»Jungbrunnenwirkung«) und rheumatische Beschwerden und Altersveränderungen günstig beeinflusst. Radioaktive Wässer sollen auch den Blutdruck senken, die Durchblutung fördern und Harnsäure aus dem Körper ausschwemmen. Sie eignen sich zur kurmäßigen Anwendung bei allen rheumatischen Erkrankungen einschließlich der Gicht. Kurorte: u. a. Bad Kreuznach, Bad Münster/Stein, Brambach und Steben.
- **Schwefelhaltige Wässer** haben entzündungshemmende, durchblutungsfördernde Wirkung und steigern die Leberfunktion. Bei Gallenbeschwerden werden Schwefelwässer aber meist schlecht vertragen und sollten deshalb gemieden werden. Kurorte: u. a. Aachen, Abbach, Bentheim, Blenhorst, Boll, Eilsen, Harzburg, Nenndorf, St. Peter-Ording.
- **Sulfatwässer** (Natrium-, Magnesium- und Calciumsulfat) bewirken eine Durchspülung des Darmes, verflüssigen den Darminhalt und wirken in größeren Mengen abführend. Auch Sulfatwässer steigern die Harnsäureausscheidung. Eine kurmäßige Anwendung empfiehlt sich bei Gicht, Muskelrheumatismus (Fibromyalgie) sowie bei Darm- und Gallenbeschwerden. Kurorte: u. a. Arolsen, Bertrich, Driburg, Füssen, Hersfeld, Holzhausen, Mergentheim.

Heilwässer für zu Hause

Dauner Sprudel oder Dumaris-Quelle wird aus einer Quelle des Eifelortes Daun bezogen. Der Ort Daun gehört zu den Ortschaften in Deutschland mit einer niedrigen Krebserkrankungsrate, was nicht nur Einheimische, sondern auch Fachleute wie der Krebsarzt Dr. Geiger auf die Wirkung der Dauner Quelle zurückführen.

Patienten mit rheumatischen Erkrankungen scheinen ebenfalls sehr positiv auf dieses Wasser anzusprechen, das stoffwechselentgiftend und entzündungshemmend wirken soll. Die optimale Wirkung dieses Heilwassers lässt sich nach bisherigen Erfahrungen beim Erkrankten mit jeweils einem Glas nach jeder Mahlzeit erzielen. Das Wasser sollte Zimmertemperatur haben und in Ruhe langsam und schluckweise getrunken werden.

Homöopathie

Die Homöopathie fasziniert Patienten und Behandler als schnelle, sanfte und dauerhafte Heilmethode. Sie ist ein von Prof. Dr. *Samuel Hahnemann* (1755–1843) entdecktes und weiter entwickeltes Heilverfahren, bei welchem Krankheiten mit niedrigsten Dosen eines individuell ermittelten Arzneimittels behandelt werden, das in höheren Dosen bei einem Gesunden krankheitsähnliche Symptome hervorrufen würde.

Diese Beobachtung Hahnemanns führte zu einem umwälzenden und absolut neuen Verständnis der Krankheitssymptome. Während sich seitens der offiziellen Schulmedizin, die Hahnemann als Allopathie bezeichnete, die Behandlung seit fast zwei Jahrtausenden auf eine Bekämpfung von Symptomen konzentrierte, sah er in den Symptomen eine positive und sinnvolle Bemühung des Körpers und seiner ihm innewohnenden Lebenskraft, sich von der Krankheit zu befreien, und benutzte diese Antworten des Körpers zur Ermittlung eines Heilmittels.

Symptome sind keine Krankheit, sondern Heilversuche der uns innewohnende Lebenskraft.

Hahnemann erkannte, dass Fieber den Körper nicht schädigen, sondern ihn von Krankheitserregern quasi durch »Verbrennung« befreien will. Während der »allopathisch« arbeitende Behandler bei vorhandenem Fieber seinem Patienten ein fiebersenkendes Medikament verordnet und dieses damit unterdrückt, bemüht sich der »Homöopath«, diesen Selbstheilungsversuch des Körpers zu unterstützen. Er arbeitet dadurch *mit* dem Körper, der heil werden will, und nicht *gegen* ihn.

Hahnemann fasste seine Erkenntnisse in Lehrsätze zusammen. Seine erste. 1796 formulierte Erkenntnis lautete:

»Man wende in der zu heilenden Krankheit dasjenige Arzneimittel an, welches eine andere, möglichst ähnliche Krankheit zu erzeugen imstande ist und jene wird geheilt.«

Oder kürzer formuliert:« Ähnliches wird durch Ähnliches geheilt! » (lat.: Similiar similibus curentur).

Als weitere wichtige Entdeckung stellte Hahnemann fest, dass die nach diesem Ähnlichkeitsprinzip verordneten Arzneimittel schon in kleinen, noch besser sogar in kleinsten Dosen halfen. Im Gegensatz zu seinen Kollegen fragte er sich bei der Verordnung eines Arzneimittels nicht »*Wie viel* brauche ich um zu heilen, ohne zu schaden?«, sondern:

»*Wie wenig* brauche ich um zu heilen?«

Gibt ein Homöopath einem Kranken ein passendes Heilmittel, so gibt er ihm eine Heilinformation. Durch diese Heilinformation wird die in jedem Menschen innewohnende Lebenskraft in die Lage versetzt, die Krankheit selbst zu heilen. Wo keine oder keine ausreichende Lebenskraft mehr vorhanden ist, stößt auch die Homöopathie an ihre Grenzen.

Die Wahl des passenden Heilmittels

Entscheidend für die Wahl des passenden Homöopathikums sind die von der Erkrankung erzeugten individuellen Symptome. Die Ermittlung des individuell passenden Heilmittels, die als »Repertorisierung« bezeichnet wird, erfordert eine sehr umfangreiche Befragung des Patienten und Erfassung aller seiner Symptome durch einen Homöopathen, was beim ersten Besuch mindestens eine Stunde dauert. Nicht die für eine Erkrankung typischen, sondern die außergewöhnlichen, ungewöhnlichen und insbesondere psychischen Symptome haben bei der Ermittlung des individuellen Heilmittels einen besonders hohen Stellenwert. Sie stehen für die Einzigartigkeit des Erkrankten und seiner einzigartigen und individuellen Erkrankung, die so aller Wahrscheinlichkeit nach nicht bei einem weiteren Patienten gefunden werden kann.

Die Herstellung von homöopathischen Heilmitteln

Wurde nun anhand der besonders wichtigen Symptome das nur für diese einzigartige Erkrankung ermittele Heilmittel gefunden, muss der Behandler festlegen, in welcher Verdünnung das passende Heilmittel genommen werden soll. Erst durch diese Verdünnung wird die Heilkraft des Mittels erschlossen oder vermehrt.

Hahnemann entwickelte hierzu eine geniale Verdünnungstechnik, die Potenzierungsmethode. *Potenzieren* bedeutet hierbei »Kraftentfaltung«. Ausgehend von der Urtinktur, dem unverdünnten Mittel, mischt man zehn Teile Lösungsmittel, z. B. Alkohol, mit einem Teil der Urtinktur, schüttet das Ganze in ein festes Fläschchen und schlägt das Fläschchen zehnmal gegen einen festen, aber leicht federnden Gegenstand. Durch die Prozedur des »Aufschlagens« wird das Mittel energetisch aufbereitet – erst hierdurch entfaltet es seine ganzen Heilkräfte. Die so hergestellte 1. Verdünnung bezeichnet man nach dem Dezimalsystem abgekürzt als »D1«, d. h. eine Verdünnung von 1:10. Um die nächste Verdünnungsstufe herstellen zu können, nimmt man von der »D1« wiederum einen Teil, vermischt ihn mit zehn Teilen Alkohol, wiederholt die Prozedur des »energetischen Aufarbeitens« und erhält eine »D2«, eine Verdünnung oder Potenzierung im Verhältnis 1:100.

In der klassischen Homöopathie arbeitet man aufgrund ihrer außerordentlichen guten Wirkungen häufig mit Hochpotenzen, wie z. B. einer D200. In Zahlen ausgedrückt entspricht diese Verdünnung einem Verhältnis 1 zu einer 1 mit 200 Nullen – einer Zahl, die sich nur noch als Potenzzahl darstellen lässt.

Der Vollständigkeit halber sei darauf hingewiesen das es neben den Dezimalpotenzen auch so genannte Centimalpotenzen gibt. Bei den C-Potenzen erfolgt die Verdünnung nicht im Verhältnis 1:10, sondern im Verhältnis 1:100. Weiterhin kennt man M-Potenzen in der Verdünnung 1:1000 und LM-Potenzen in der Verdünnung 1:50000.

Dass solche Potenzierungen überhaupt irgendeine Wirkung zeigen sollen, erscheint jedem Nichthomöopathen absolut unglaubwürdig, und tatsächlich befindet sich bereits ab einer D23 kein einziges Molekül mehr von unserer Urtinktur in dem Fläschchen. Stellt man nun fest, dass ein Homöopath einem Mann mit einer Lebererkrankung dasselbe Heilmittel gibt wie seiner Ehefrau, die unter Migräne leidet, ist die Verwirrung komplett. Damit scheint der Betrug entlarvt. Was der Leber helfen soll, kann doch wohl nicht gleichzeitig eine Migräne heilen!?

Warum wirken Homöopathika?

Gerade die hohen Verdünnungen zeigen beim Menschen, aber auch bei behandelten Tieren geradezu außergewöhnliche Wirkungen. Der scheinbaren Paradoxie nicht genug, genügt oftmals eine einmalige Gabe dieser Hochpotenzen, um schwerste Erkrankungen innerhalb kürzester Zeit nebenwirkungsfrei und dauerhaft zu heilen. Wie lassen sich all diese Widersprüchlichkeiten erklären?

Hierzu ein Beispiel: Sie haben sich dieses Buch gekauft, um mehr über Ihre Krankheit und deren Behandlung zu erfahren. Dieses Buch enthält eine Fülle von Informationen. Angenommen, Sie wären der einzige, der dieses Buch lesen könnte, und würden es nun einer Gruppe von Wissenschaftlern zur Analyse geben, so würden Sie Mitteilung über die Maße und chemische Zusammensetzung des Materials bekommen, aus dem das Buch besteht. Über die Information des Buches, also den eigentlichen *Inhalt*, würden Sie so allerdings nichts erfahren. Man würde Ihnen sagen »Wir haben diesen Gegenstand bis auf das letzte Molekül in unseren Labors messtechnisch analysiert; die von Ihnen genannte Information haben wir nirgends gefunden – also ist sie nicht existent.«

Den Fehler, den man bei der Analyse dieses Buches machte, ist identisch mit dem Fehler, den man bei der Analyse von Homöopathika macht. Was man untersucht, ist immer nur der Informations*träger*, das Papier, auf dem das Buch gedruckt wurde bzw. der Alkohol, mit dem das Heilmittel potenziert wurde. Die Information, die Sie aus diesem Buch ziehen, ist jedoch *immateriell*. Sie besitzt ebenso wenig analysierbare Materie wie die Information eines bestimmten Homöopathikums.

Erstverschlimmerung

Auch wenn Homöopathika keine dauerhaften Nebenwirkungen zeigen und sehr schonend und gezielt wirken, kann es nach einer ersten Einnahme zu einer so genannten Erstverschlimmerung kommen. Erstverschlimmerungen, die nur wenige Stunden anhalten, sind eine positive Reaktion des Körpers, der damit anzeigt, dass seine Selbstheilungskräfte angeregt wurden. Halten Erstverschlimmerungen jedoch länger als nur wenige Stunden an, sollten Sie sich mit ihrem Homöopathen in Verbindung setzen, der Ihnen dann eine höhere Potenz ihres Heilmittels verordnen wird.

Hinweise zur Dosierung von Homöopathika

- Die Potenz sowie die Dosierungsangaben sind »ungefähre« Angaben und beruhen auf Erfahrungswerten. Grundsätzlich sollte man das Homöopathikum erst dann wieder einnehmen, wenn sich der Zustand wieder merklich verschlechtert.
- Zeigen sich nach spätestens 2 Tagen keinerlei positive Wirkungen, handelt es sich nicht um das für Ihre Erkrankung passende Heilmittel, oder die Potenz war nicht die passende. Das bisher eingenommene Homöopathikum sollte dann abgesetzt und durch ein »passendes« Mittel ersetzt werden.
- Zeigen sich Verschlimmerungen der Krankheitssymptome, sollte das ausgewählte Heilmittel in einer höheren Potenz eingenommen werden (z. B. bei Verschlimmerung bei Potenz D6 Potenz D30 einnehmen, jetzt allerdings in selteneren Gaben).
- Im Zweifelsfall sollte man immer einen erfahrenen Homöopathen hinzuziehen.

Klassische Homöopathie und Komplexhomöopathie

Die klassische Homöopathie nach Hahnemann versucht, eine Krankheit mit einem einzigen oder nur sehr wenigen einzelnen Arzneimitteln (Homöopathika) in einer bestimmten Potenz zu behandeln. Die Ermittlung des richtigen Mittels (Repertorisierung) orientiert sich bei der klassischen Homöopathie an den individuellen, und besonders auch ungewöhnlichen Symptomen des Erkrankten, also z. B. nur an Herrn Meier.

Bei der Komplexhomöopathie werden in zumeist sehr niedrigen Potenzen auf das allgemeine Krankheitsbild bezogene und bewährte Mischungen von Einzelhomöopathika zur Behandlung eingesetzt. Komplexhomöopathika werden erstens nach den bekannten Allgemeinsymptomen der Erkrankung (z. B. Polyarthritis) und zweitens aus erfahrungsgemäß bewährten Homöopathika ausgewählt. Sie können somit für Herrn Meier mit seiner Polyarthritis, aber auch für Frau Schmidt mit derselben Erkrankung, für ihre ebenfalls erkrankte Tochter usw. hilfreich sein.

Es liegt auf der Hand, das ein klassisches, fachgerecht und individuell ermitteltes Homöopathikum wirkungsvoller und effektiver ist als ein Komplexhomöopathikum. Die Behandlung mit Komplexhomöopathika eignet sich zwar für eine Selbstbehandlung und eine Linderung der Beschwerden lässt sich so auch zumeist erreichen; *Heilung* allerdings ist nur von Homöopathika zu erwarten, die nach den Regeln der klassischen Homöopathie mittels umfangreicher Repertorisierung von einem erfahrenen Praktiker ausgesucht wurden.

Dort, wo die Lebenskraft, die »Dynamis«, nicht mehr vorhanden ist, stößt allerdings auch die Homöopathie an ihre Grenzen. Dies gilt z. B. für schwere rheumatische Erkrankungen: Die bereits eingetretenen Verformungen der Gelenke bei der chronischen Polyarthritis, oder auch die völlige Einsteifung eines Bechterew-Patienten lassen sich auch durch ein optimal ausgewähltes Homöopathikum nicht mehr rückgängig machen.

Darreichungsformen von Homöopathika

Homöopathische Arzneimittel sind in nahezu jeder Verdünnung in der Apotheke erhältlich. Einige naturheilkundlich orientiere Pharmaunternehmen haben sich auf die Herstellung von Homöopathika spezialisiert. Die Deutsche Homöopathische Union (DHU) gilt, neben vielen anderen Unternehmen, als Vorreiter und größtes Unternehmen bei der Herstellung homöopathischer Heilmittel.

Homöopathische Mittel gibt es in vier Darreichungsformen: Streukügelchen (Globuli), die aus Zuckerverreibungen entstehen, Alkoholverdünnungen (Dilution), die als Tropfen eingenommen werden, und Homöopathika in Tablettenform, die man im Mund zergehen lässt; feste und unlösliche Stoffe werden oft direkt mit Milchzucker als »Triturationen« verrieben.

Über den richtigen Umgang mit Homöopathika

- Zur Selbstmedikamentation hat sich bei den meisten Erkrankungen die Verdünnung D6 bewährt. Jugendliche und Erwachsene nehmen bei dieser Potenz im Allgemeinen als Einzeldosis entsprechend der Darreichungsform 5–7 Globuli bzw. 5–7 Tropfen oder 1 Tablette.
- In akuten Fällen, z. B. bei einer akuten Entzündung, nimmt man alle 1–2 Stunden, in chronischen Fällen 3-mal täglich die beschriebene Dosis mit etwas Flüssigkeit und lässt das Arzneimittel langsam im Mund zergehen. Die Wirkstoffe können so von der Mundschleimhaut aufgenommen werden.
- Werden Tropfen mit Wasser eingenommen, so darf die Flüssigkeit niemals mit einem Metalllöffel umgerührt werden, da Metall zu einem Wirkungsverlust führt. Ein Plastik- oder Holzlöffel beeinträchtigt hingegen die Wirksamkeit nicht.
- Wird Ihnen von ihrem Homöopathen ein klassisch ermitteltes Einzelmittel verordnet, erhalten Sie auch gleichzeitig von ihm die Information, wie viel, wie oft und wie lange Sie dieses Mittel einnehmen sollen: Während Heilmittel in niedrigen Potenzen oft mehrfach täglich eingenommen werden, genügt bei höheren Verdünnungen, z. B. D200, eine einmalige Einnahme.

Verzeichnis homöopathischer Präparate

Bezeichnung in Latein	in Deutsch	Organspezifität
Abrotanum	Eberraute	Lymphatisches System, Magen-Darm
Acidum benzoicum	Benzoesäure	Muskeln, Gelenke, Bronchien, Herz
Acidum formicicum	Ameisensäure	Gelenke, Haut, Lunge, Magen-Darm, Allergien
Acidum salicylicum	Salicylsäure	Muskeln, Gelenke, Bindegewebe
Acidum phosphoricum	Phosphorsäure	Knochen, Magen-Darm, ZNS*
Aconitum	Blauer Eisenhut	ZNS*, Herz, Gefäße, Nerven, akute Erkrankungen
Aesculus hippocastanum	Rosskastanie	Kreuz-/Darmbeingelenke, Venen, Enddarm
Ammonium carbonicum	Ammonium-carbonat	Ischiasnerv, Schleimhäute
Apis mellifica	Honigbiene	ZNS, Mandeln, Haut, Herz, Nieren, Ovarien
Arnica montana	Bergwohlverleih	Muskeln, Bindegewebe, Gefäße, Verletzungen
Aurum metallicum	Blattgold	Bindegewebe, Knochen, Drüsen, Herz, Gefäße, ZNS*
Belladonna	Tollkirsche	Parasympathikus, ZNS, Haut, Drüsen, Gehirnhäute
Bryonia	Zaunrübe	ZNS*, Gelenke, Magen-Darm, Leber-Galle
Calcium carbonicum	Austernschale	Muskeln, Knochen, ZNS*, Lymphdrüsen, Haut
Calcium fluoratum	Calciumfluorid	Knochen, Bänder, Sehnen, Gelenkkapsel
Calcium phosphoricum	Calciumphosphat	Knochen, ZNS*, Lymphdrüsen, Magen-Darm
Carbo animalis	Tierkohle	ZNS*, Lymphdrüsen, Schleimhaut, Herz-Kreislauf
Cardiospermum	Herzsame	Gelenke, Knochen, Haut. Cortisonähnliche Wirkung
Carduus marianus	Mariendistel	Leber, Galle

Bezeichnung in Latein	in Deutsch	Organspezifität
Causticum	Ätzstoff	Vegetatives Nervensystem
Chamomilla	Echte Kamille	ZNS*, vegetatives Nervensystem, Magen, Bronchien
Chimaphila umbellata	Winterlieb	Prostata, Lymphknoten
Cimicifuga	Wanzenkraut	ZNS*, Haut, Muskeln, Herz
Colchicum	Herbstzeitlose	Gelenke, Muskeln, ZNS*, Gefäßnerven
Colocynthis	Koloquinte	Hüftgelenk, glatte Muskulatur, Nerven (Ischias u. a.)
Dulcamara	Bittersüß	Gelenke, Muskeln, ZNS*, Haut, Niere, Bronchien
Gnaphalium	Ruhrkraut	Ischiasnerv, Lendenmuskulatur, Magen-Darm
Guaiacum	Guajakharz	Muskeln, Gelenke, Mandeln
Harpagophytum	Teufelskralle	Muskeln, Gelenke, Bandscheiben
Lachesis	Viper (Schlange)	ZNS*, vegetatives Nervensystem, Haut, Blut
Ledum	Sumpfporst	Bindegewebe, Muskeln, Gelenke
Lycopodium	Bärlapp	ZNS*, Mandeln, Leber, Magen-Darm
Magnesium carb.	Magnesium-carbonat	Muskeln, Knochen, Haut, Prostata, ZNS*
Magnesium phos.	Magnesium-phosphat	ZNS*, glatte Muskulatur, Nerven
Pareia brava	Grießwurz	Blase, Nieren, Prostata
Petroleum	Steinöl	ZNS*, vegetatives Nervensystem, Haut
Phytolacca	Kermesbeere	Muskeln, Gelenke, Mandeln, Brustdrüse
Pulsatilla	Küchenschelle	Muskeln, Gelenke, ZNS, Ovarien, Schleimhäute
Rheum	chinesischer Rhabarber	ZNS*, Magen-Darm
Rhododendron	Alpenrose	Muskeln, Gelenke, Knochen, Nerven
Rhus toxicodendron	Giftsumach	Muskeln, Gelenke, Haut, ZNS*, Magen-Darm

Bezeichnung in Latein	in Deutsch	Organspezifität
Sabadilla	Läusekörner	Muskeln, ZNS*, vegetatives Nervensystem, Haut
Silicea	Kieselsäure	Bindegewebe, Knochen, Haut, Lymphgewebe
Spiraea ulmaria	Mädesüß	Muskeln, Gelenke, Gelenkkapsel, Haut, Niere
Strontium	Strontium	Knochen (bei Entkalkung)
Sulfur	Schwefel	Muskeln, Gelenke, Haut, ZNS*, vegetatives Nervensystem
Symphytum	Beinwell	Knochen (schlechte Kallusbildung), Gelenke.

* ZNS = Zentrales Nervensystem

Radon gegen Rheuma

Die Radontherapie kann auf eine sehr lange und erfolgreiche Geschichte zurückblicken: Bereits vor 2 500 Jahren badeten die Menschen in Ischia in Quellen, die eine heilende Wirkung auf den erkrankten Körper ausübten. Quellen mit ebensolcher Heilkraft nutzt man seit 800 Jahren in Badgastein und seit 500 Jahren in Bad Münster am Stein. Dass hinter der Heilkraft dieser Quellen das radioaktive Gas Radon als Hauptinhaltsstoff steckt, wurde erst Anfang des letzten Jahrhunderts entdeckt.

In Bad Kreuznach (Rheinland-Pfalz) entdeckte man, dass ein alter Stollen radonhaltige Luft freigibt. Die Wirksamkeit dieser radonhaltigen Luft insbesondere bei rheumatischen Erkrankungen führte 1912 zur Errichtung eines Radiuminhalatoriums – die Radontherapie war geboren.

Nach den schrecklichen Folgen des Atombombenabwurfs auf Hiroshima und Nagasaki geriet die einst so hoch gepriesene Radontherapie in Vergessenheit. Die radonhaltigen Quellen wurden zwar noch genutzt und von Kurgästen besucht, aber niemand sprach über den eigentlichen gesundheitsfördernden Wirkstoff der Quellen – bestand doch die Möglichkeit, dass die Gäste die Radioaktivität fürchteten. Gegen nicht unerhebliche Widerstände begann man in Bad Kreuznach erst 1974 wieder mit der Radoninhalation.

Radon gibt es überall

Radon ist ein überall auf der Erde vorkommendes Edelgas, das radioaktive Strahlung abgibt.

Seit Beginn der Schöpfung sind Pflanzen, Tiere und Menschen einer natürlichen terrestrischen Radonstrahlung ausgesetzt. Jedes Lebewesen nimmt täglich natürliche terrestrische, radioaktive Strahlung auf. Den größten Anteil an der natürlichen radioaktiven Belastung hat das Edelgas Radon, das aus Spalten und Rissen des Bodens austritt. Typische Bergbaugebiete weisen stets höhere Radonwerte auf als andere Gebiete. In Deutschland zeigt sich außerdem ein deutliches Süd-Nord-Gefälle der Radonaktivität und Strahlung: So findet man im Norden niedrigere Radonwerte, während im Süden Deutschlands, z. B. in Baden Württemberg und Bayern überdurchschnittlich hohe Werte verzeichnet werden.

Wie gefährlich ist die Radontherapie?

Die Gefährlichkeit der vom Radon ausgehenden radioaktiven α-Strahlen ist abhängig von der Strahlendosis. In sehr hoher Konzentration führt die Radioaktivität des Radon zu einer erhöhten Anfälligkeit für Krebs.

Die Behandlung mit *niedrig*dosierter Radonstrahlung, wie sie mittels Inhalation oder Bädern in der Radonheilkunde seit mehr als zweitausend Jahren Anwendung findet, ist jedoch nach neuesten wissenschaftlichen Erkenntnissen nicht nur unbedenklich, sondern wirkt sogar heilend.

Es ist die Dosis, die einen Stoff zum Gift oder Heilmittel macht.

Diese Regel wurde bereits vor mehr als 500 Jahren von dem großen Heilkundigen Paracelsus erkannt und formuliert. Dieser Erkenntnis schlossen sich auch der Pharmakologe Dr. *Schulz* (1853–1932) und der Psychiater Dr. *Arndt* (1835–1900) an. Sie formulierten die nach ihnen benannten Schulz-Arndt'sche-Regel:

Kleine Reize fördern die Lebenskraft, große hemmen, größte lähmen.

Wer sich bereits mit dem Thema Homöopathie vertraut gemacht hat, findet auch hier eindeutige Parallelen.

Bei der ionisierenden Strahlung der Radontherapie handelt es sich nicht nur um einen kleinen Reiz, sondern auch um einen kurzfristigen, denn eine Radontherapie wird nur für etwa 3–4 Wochen durchgeführt.

Eine Nutzen-Risiko-Abwägung, bei der auch das Langzeitrisiko mit berücksichtigt wurde, kam zu dem Ergebnis, dass medikamentöse Behandlung und chirurgische Maßnahmen ein größeres Risiko beinhalten als die Radoninhalation oder -bäder, und die Radontherapie damit in der Nutzen-Risiko-Abwägung im Bereich der physikalischen Therapie bzw. der Badekuren liegt.

Radonstrahlung im Niedrigdosisbereich zerstört nicht Leben, sondern fördert und unterstützt es.

Wirkungen der Radontherapie

Die Einwirkung niedrigdosierter ionisierender Strahlung, wie sie bei der Radontherapie verwendet wird, hat folgende positive Auswirkungen:

- Sie wirkt anregend auf das Immunsystem und stärkt damit die körpereigene Abwehrkraft.
- Sie neutralisiert schädigende Sauerstoffradikale, die bei vielen schweren chronischen Erkrankungen eine wichtige Rolle spielen.
- Sie führt zu einer Steigerung des Zellstoffwechsels.
- Sie wirkt anregend und regulativ auf das gesamte Hormonsystem und aktiviert z. B. die Nebennierenrinde und führt so zu einer Steigerung der körpereigenen Cortisonproduktion.

Radon steigert die körpereigene Cortisonproduktion

Das körpereigene Hormon Cortison hat eine stark entzündungshemmende und schmerzstillende Wirkung. Es ist in der Lage, selbst schwerste Entzündungen einzudämmen, wie sie z. B. bei der Arthritis, der Polyarthritis und dem Morbus Bechterew vorkommen. Durch eine Anregung der körpereigenen Produktion lassen sich langfristig gesehen nebenwirkungsreiche Rheumamedikamente reduzieren – in manchen Fällen sogar ersetzen.

Im Gegensatz zu cortisonhaltigen Medikamenten, die in der Rheumatologie oftmals allzu schnell verordnet werden, führt das körpereigene Cortison nicht zu den oftmals verheerenden Nebenwirkungen der synthetischen Cortisonpräparate, die langfristig angewendet auch zu einer lebenslangen Erlahmung der körpereigenen Produktion führen. Wasseransammlungen (Ödeme) im Gewebe, die Herz und Kreislauf stark belasten können, Wasseransammlungen im Gesicht, die zu dem typischen Vollmondgesicht führen, sowie erhöhte Brüchigkeit der Knochen sind weitere Nebenwirkungen, die durch die Einnahme von cortisonhaltigen Medikamenten auftreten können.

Der Besuch eines Radonstollens und die Inhalation des Edelgases führt in vielen Fällen zu einem deutlichen Rückgang des entzündlichen Geschehens bzw. verlängert die entzündungsfreie Krankheitsphase und hilft, die Beweglichkeit zu erhöhen. Für viele Patienten ist eine Heilstollenbehandlung die letzte Möglichkeit, einer völligen Versteifung entgegenzuwirken. Eine Heilbehandlung ist auch besonders bei Morbus Bechterew angezeigt.

Da der Aufenthalt im feuchtwarmen Heilstollen körperlich sehr anstrengend sein kann, ist ein gesundes Herz-Kreislaufsystem eine notwendige Voraussetzung für den Besuch eines Heilstollens. Um gesundheitliche Risiken auszuschließen, müssen sich Patienten vor dem Besuch eines Radonstollens von einem Badearzt untersuchen lassen, der auch die notwendige Anzahl der Heilstollenbesuche festlegt.

Patienten mit einer Krebserkrankung, aber auch Patienten, deren Familienmitglieder an Krebs erkrankten, sollten auf eine Radoninhalation bzw. einen Heilstollenbesuch verzichten. Dies gilt auch für Patienten mit akut-entzündlichen Erkrankungen, z. B. Rheumatiker im hochakuten Entzündungsstadium. Schwangere Frauen sollten ebenfalls keine Heilstollenbehandlung durchführen, da Radon möglicherweise durch die Plazenta in das Ungeborene gelangen und sich dort anreichern könnte.

Vitamine und Mineralien als Rheumatherapeutikum

Vitamine sind lebensnotwendige Ergänzungsstoffe zur Aufrechterhaltung des Stoffwechsels, des Wachstums und der Gesundheit, die in frischer Nahrung besonders reichhaltig vorhanden sind. Unser Körper benötigt täglich 13 Vitamine, um die Nahrungsbestandteile ab- und umzubauen und um neue Zellen und neues Gewebe herzustellen.

Vitamine werden nach ihrer Löslichkeit in wasser- oder fettlösliche Vitamine eingeteilt. Die fettlöslichen Vitamine können im Gegensatz zu den wasserlöslichen Vitaminen im Körper gespeichert werden. Zu den fettlöslichen gehören die Vitamine A, D und E. Vitamin C sowie die Vitamine B1, B2, B6 und B12 zählen zu den wasserlöslichen Vitaminen.

In einer Vielzahl von epidemiologischen Studien wurde festgestellt, dass eine ausgewogene Vitaminzufuhr mit einem vergleichsweise geringen Tumor- und Herz-Kreislauf-Risiko verbunden ist.

Antioxidative Vitamine und Mineralien

Bereits seit Mitte der 80er Jahre beschäftigen sich Ernährungswissenschaftler und Vitaminforscher mit der Frage, ob bestimmte Vitamine vor rheumatischen Erkrankungen, Krebs, Herzinfarkt und vorzeitigen Alterserscheinungen schützen können. Bei diesen Untersuchungen kam man zu dem Ergebnis, dass es eine kleine Gruppe von Vitaminen gibt, denen eine ganz bedeutende Stellung im Stoffwechselgeschehen unseres Organismus zukommt. Entsprechend ihrer besonderen Wirkungs- und Schutzweise nennt man diese Vitamine »Antioxidanzien« oder »antioxidative Vitamine«.

Jede einzelne Zelle unseres Körpers unterliegt einem Stoffwechselgeschehen, das dafür sorgt, dass der Zelle Energie zugeführt und Abfallprodukte entsorgt werden. Während dieses Stoffwechsels, aber auch bei intensiver Sonnen- und Ozoneinwirkung werden aggressive Sauerstoffmoleküle freigesetzt, die die Körperzellen schädigen, überschießende Entzündungsreaktionen hervorrufen und sogar zur Entartung (Krebs) und Zerstörung der Körperzelle führen können. Die aggressiven Sauerstoffmoleküle, die durch diese Vorgänge frei werden, bezeichnet man als »freie Radikale«.

Antioxidative Vitamine können freie Radikale ausschalten. Sie sind Radikalfänger und wurden auch schon als »biologisches Rostschutzmittel« bezeichnet.

Sie entschärfen die bereits im Blutkreislauf vorhandenen »freien Radikalen« und hemmen gleichzeitig deren Neubildung. Zu den antioxidativen Vitaminen gehören die Vitamin A, C und E. Weitere antioxidative Stoffe sind die Mineralien Mangan, Kupfer, Zink und Selen.

Bei erhöhtem oxidativen Stress kommt es infolge des zunehmend entgleisenden Stoffwechsels zur vermehrten Produktion von aggressiven Radikalen mit Verbrauch der antioxidativen Reserven und damit zum Versagen des oxidativen Schutzsystems. Infolge dieser Mechanismen kommt es zu einer schwerwiegenden Schädigung der Körperzellen und des Immunsystems. Bereits bestehende Erkrankungen werden verschlimmert und nehmen einen bösartigen Charakter an. Krebs, Herz-Kreislauf-Erkrankungen, Diabetes, rheumatische Erkrankungen und allgemeines Entzündungsgeschehen werden enorm begünstigt.

Eine über eine gesunde Ernährung hinausgehende zusätzliche Zufuhr (Supplementierung) von Antioxidanzien gilt heute als notwendig.

Zu den antioxidativen Vitaminen, die für Rheumatiker einen besonderen Stellenwert haben, gehören die Vitamine E, C und Provitamin A, das Betacarotin. Provitamin bedeutet, dass es sich bei diesem Vitamin um eine Vorstufe des Vitamins handelt, das in einer noch nicht erschlossenen Vorform aufgenommen und erst im Körper durch Umwandlung wirksam wird.

Vitamin A (Carotin)

Chronisch Kranke haben im Allgemeinen einen höheren Bedarf an Vitamin A, der über die Nahrung und durch Vitaminsupplementierung ausgeglichen werden sollte. Hierzu empfiehlt sich z. B. das tägliche Trinken von etwa 300 ml Karottensaft oder die zusätzliche Aufnahme in Form von Kapseln in einer Dosierung von etwa 15 000 IE Betacarotin.

Vitamin A sollte immer in Verbindung mit Zink eingenommen werden, da unsere Leber Zink benötigt, um Vitamin A freizugeben.

Mangel an Vitamin A führt zu Nachtblindheit, Hornhauterweichung, Eiterungen und beim Heranwachsenden zu Störungen der Knochenbildung.

Vitamin C (Ascorbinsäure)

Vitamin C ist an fast allen dynamischen Lebensprozessen beteiligt und zählt zu den wasserlöslichen, also nicht speicherfähigen Vitaminen. Der positive Effekt dieses Vitamins auf das Immunsystem und die Psyche gilt inzwischen als gesichert. Vitamin C ist sehr hitzeempfindlich.

Eine besondere Bedeutung kommt Vitamin C in Verbindung mit Vitamin E zu. Während Vitamin E in erster Linie gegen die Zellschädigung wirkt, dient Vitamin C der Neutralisierung freier Radikaler im wässrigen Milieu sowie der Regeneration von Vitamin E. Da Vitamin C wasserlöslich ist, kann es im wässrigen Zellinneren mit schädlichen Substanzen reagieren. Es schützt also die Zelle im Inneren und damit den Zellkern, während Vitamin E die Zelle von außen her schützt. Vitamin C hat noch weitere Wirkungen:

- Es stärkt die Abwehrmechanismen des Organismus.
- Es verstärkt die Immunantwort.
- Es ist unentbehrlich für die Kollagenbildung und stabilisiert das Bindegewebe
- Es ist beteiligt an der Entgiftung von Schwermetallionen.
- Es aktiviert das Blutgerinnungsenzym »Thrombin« und beschleunigt die Wundheilung.

Vitamin C ist mittlerweile auch eines der am häufigsten eingesetzten Vitamine in der Krebstherapie.

Bei den entzündlichen rheumatischen Erkrankungen spielen Ascorbinsäure und die aus ihr entstandene Dehydroascorbinsäure eine wichtige Rolle bei der Bildung des entzündungshemmenden Nebennierenrindenhormons »Cortison«. Cortison ist der körpereigene Entzündungshemmer, das jedoch im Gegensatz zu dem chemisch nachgebauten Cortison keine Nebenwirkungen hat.

Bei Vitamin-C-Mangel findet man als typische Symptome eine starke Anfälligkeit gegen Infektionskrankheiten, abnormale Müdigkeit, verminderte körperliche Leistungsfähigkeit, Blutungen, Muskelschwäche sowie Zahnausfall. Die bekanntesten Vitamin-C-Mangel-Erkrankungen sind beim Erwachsenen der gefürchtete »Skorbut«, bei Kindern die »Möller-Barlow-Krankheit«.

Dosierung

Nach Ansicht der Deutschen Gesellschaft für Ernährung beträgt der Tagesbedarf an Vitamin C 80 mg. Neuere Meinungen gehen jedoch von einem prophylaktischen Bedarf von ca. 200 mg aus. Für einen Gesunden kann dies durchaus als ausreichend angesehen werden.

Bei Patienten mit einer entzündlichen rheumatischen Erkrankung sollte die tägliche Vitamin-C-Zufuhr deutlich über dieser Mindestangabe liegen. Nach einer Untersuchung der Europäischen Gemeinschaft gilt eine tägliche Zufuhr von bis zu 2 000 mg als unbedenklich. Werden größere Mengen dieses Vitamins in Form von Kapseln oder Pulver aufgenommen, sollte die Gesamtdosis in kleineren Gaben über den Tag verteilt eingenommen werden. Es besteht auch die Möglichkeit, Megadosen über Injektionen oder Infusionen aufzunehmen, die selbstverständlich nur von Ihrem Arzt oder Heilpraktiker durchgeführt werden sollten.

Megadosen ab ca. 10 g Vitamin C pro Tag können bei langfristiger Einnahme zur Bildung von Oxalsteinen führen.

Vorkommen

Neben Zitrusfrüchten sind Paprika, Grünkohl, Blumenkohl, Spinat, Wirsing, Mangold, Weißkraut und die Kartoffel wichtige Vitamin-C-Lieferanten. Ebenfalls besonders reich an Vitamin C sind Hagebutten, schwarze Johannisbeeren, Sanddornbeeren und Kiwis.

Vitamin D (Calciferol)

Vitamin D zählt nicht zu den antioxidativen Vitaminen, hat aber deswegen eine nicht minder wichtige Aufgabe. Das Vitamin ist fettlöslich und muss bei Menschen, die an bestimmten Knochenerkrankungen leiden, aber auch bei Menschen, die wenig Sonne erhalten, ergänzt werden.

Zusammen mit Parathormon, das von der Nebenschilddrüse gebildet wird, und Calcitonin reguliert Vitamin D den Calcium-Serumspiegel. Es sorgt dafür, dass Calcium und Phosphor in unsere Knochen und Zähne eingebaut wird. Hierdurch werden Knochen und Zähne fest und belastbar.

Das Vitamin kann über die Nahrung aufgenommen, aber auch vom Körper selbst, in der Haut, gebildet werden. Dies geschieht unter dem Einfluss von UV-Strahlen, also Sonnenlicht, weshalb dieses Vitamin auch als »Sonnenvitamin« bezeichnet wird.

Mangel an Vitamin D führt bei Kindern zur »Rachitis«, die sich u. a. an Skelettveränderungen zeigt. Diese Erkrankung wurde im 17. Jahrhundert erstmals in England beschrieben und deshalb auch »englische Krankheit« genannt. Beim Erwachsenen führt ein Vitamin-D-Mangel zur Osteomalazie, der Knochenerweichung, mit einer erhöhten Tendenz zu Knochenverbiegungen und -brüchen.

Dosierung

Empfohlen wird für Erwachsene eine Zufuhr von 5 µg/Tag.

Im Alter nimmt die Eigenproduktion des Vitamins deutlich ab. Wer unter Osteoporose leidet, profitiert von einer zusätzlichen Zufuhr von Vitamin D. Osteoporosepatienten sollten sich außerdem unbedingt vitamin-D-reich ernähren und zusätzlich auch täglich 10–15 Minuten dem Sonnenlicht aussetzen. In den Wintermonaten kann auch ersatzweise eine künstliche UV-Bestrahlung durchgeführt bzw. ein Solarium aufgesucht werden. Bei bereits bestehender Osteoporoseerkrankung oder familiärer Krankheitsneigung (Disposition) empfiehlt sich auch die zusätzliche Zufuhr des Vitamins in Tablettenform, wie sie heutzutage bereits schon bei Säuglingen zur Rachitisprophylaxe (Vorbeugung) durchgeführt wird. Bei bereits eingetretenen Frakturen fördert eine zusätzliche Vitamingabe den Heilungsprozess.

Vorkommen

Fischleber (Lebertran), Kaviar, fette Fische wie Heringe, Salm, Thunfisch und Makrelen, in geringerem Maße auch in Hefe, Eigelb, Milch und Milchprodukten, Kakaobohnen, Schweinespeck und Avocados.

Vitamin E (Tocopherol)

Vitamin E ist ein Sammelbegriff für acht chemisch verwandte Substanzen, die Tocopherole. Vitamin E gilt als das wichtigste antioxidative Vitamin. Um seine Wirkung optimal zu entfalten, bedarf Vitamin E allerdings noch der Unterstützung von Vitamin C und anderen antioxidativen Stoffen bzw. Mineralien.

Als wirksamste Verbindung gilt das D-alpha-Tocopherol. Alle anderen Varianten, insbesondere synthetisch hergestelltes Vitamin E, haben sich als weniger wirkungsvoll erwiesen.

In zahlreichen Untersuchungen wurde in den letzten Jahren immer wieder bestätigt, dass der therapeutische Einsatz des Vitamin E, aber auch des Vitamin C in hohen Dosierungen einen positiven Einfluss auf entzündliche Erkrankungen, insbesondere auf den Verlauf vieler rheumatischer Erkrankungen hat.

In auch von der Schulmedizin anerkannten Doppelblindstudien wurde in mehreren Rheumakliniken die Wirkung von hochdosiertem Vitamin E mit der von hochdosiertem Diclofenac verglichen. Diclofenac ist der Wirkstoff nahezu aller nichtsteroidaler Antirheumatika. Die Ergebnisse dieser Studien beweisen zweifelsfrei, dass bezüglich der Wirksamkeit kein Unterschied zwischen den nebenwirkungsreichen Antirheumatika und den sehr gut verträglichen hochdosierten Vitamin-E-Präparaten festzustellen war. Außerdem berichteten Patienten über eine Linderung der Schmerzen, eine Abnahme der Morgensteifigkeit und eine Zunahme der Griffstärke. In einer Langzeitstudie mit 134 Patienten mit chronischer Polyarthritis konnte der Bedarf von nichtsteroidalen Antirheumatika durch die Gabe von Vitamin E eingeschränkt werden.

Durch Einnahme von Vitamin E können nebenwirkungsreiche Rheumamedikamente reduziert oder ersetzt werden.

Mangel an Vitamin E führt zu Herzmuskelstörungen, Unfruchtbarkeit, Fehl- und Frühgeburten, Sehschwäche, nervöser Reizbarkeit, Müdigkeit, welker Haut, verfrüht auftretenden Altersflecken und Entzündungen im Darmbereich.

Dosierung

Während die Deutsche Gesellschaft für Ernährung einen Tagesbedarf von 12 mg Vitamin E für Gesunde als ausreichend ansieht, empfehlen immer mehr Vitaminforscher für Gesunde Dosen zwischen 60 und 100 mg pro Tag.

Für Rheumapatienten haben sich nur sehr hohe Dosierungen bewährt, die zwischen 400 und maximal 1 800 mg pro Tag liegen sollten. In diesen Mengen zeigt das Vitamin E nicht nur eine sehr gute entzündungshemmende, sondern auch eine ausgezeichnete schmerzstillende Wirkung.

Rheumatiker brauchen zusätzliches Vitamin E

Bei Patienten mit entzündlichen rheumatischen Erkrankungen ist die über eine vollwertige Ernährung zugeführte Menge an Vitamin E unzureichend: Die therapeutisch sinnvolle Dosis für einen Rheumatiker mit einer chronischen Polyarthritis liegt bei 1 200 mg Vitamin E – dafür müsste er pro Tag einen halben bis dreiviertel Liter Pflanzenöl zu sich nehmen! Als therapeutisch sinnvoll kann daher nur die Einnahme entsprechend hochdosierter Vitaminpräparate bzw. -kapseln angesehen werden.

Trotz hoher Dosierungen bis zu 3 000 mg haben sich bei Versuchspatienten keine nennenswerten Nebenwirkungen gezeigt, was unter Anbetracht des zuvor Gesagten einen Einsatz dieses wertvollen Vitamins bei allen rheumatischen Erkrankungen für unbedingt notwendig erscheinen lässt: Während NSAR aufgrund ihrer Nebenwirkungen bereits in kleinen Dosen zu Zweiterkrankungen, wie z. B. Magenschleimhautentzündungen, Magen-Darm-Geschwüren und erheblichen Störungen der Darmflora führen können, vermag Vitamin E aufgrund seiner starken antientzündlichen Wirkung diese Zweiterkrankungen zu regenerieren und damit zu heilen.

Kann aufgrund der Schwere der Grunderkrankung auf NSAR nicht verzichtet werden, reduziert die Einnahme von Vitamin E die schädliche Wirkung der NSAR entscheidend. Eine verminderte Einnahme von NSAR führt zu einer Verminderung der genannten folgenschweren Nebenwirkungen, die nicht selten dem Patienten mehr zu schaffen machen als seine eigentliche Erkrankung. Hochdosiertes Vitamin E scheint auch bei Diabetes und Arteriosklerose sehr gute Wirkungen zu erzielen.

Eine Einnahme von hochdosiertem Vitamin E, insbesondere mit dem Ziel, Ihre Rheumamedikamente zu reduzieren, darf nur in Absprache und unter Überwachung Ihres Arztes geschehen. Ein unangebrachtes oder zu schnelles Reduzieren oder zu frühes Absetzen Ihrer Medikamente kann z. B. einen Rheumaschub auslösen.

Vorkommen

Besonders reichhaltig findet man Vitamin E in Pflanzenölen wie Weizenkeim-, Sonnenblumen-, Olivenöl, Getreidekeimlingen, Milch, Eidotter, Butter sowie Nüssen und Mandeln. 100 g Pflanzenöl enthalten ca. 160 mg Vitamin E.

Calcium

Calcium ist das am häufigsten vorkommende Mineral im Körper. Unsere Knochen verdanken neben Phosphor und Eiweiß (Protein) in erster Linie ihre Festigkeit und Stabilität diesem Mineral: In unseren Knochen befinden sich ca. 1,5 Kilogramm Calcium. Calcium spielt auch eine wichtige Rolle bei der Erhaltung der Zähne, es sorgt außerdem für eine optimale Blutgerinnung sowie für die Weitergabe von Nervensignalen zu den Muskelzellen.

Dosierung

Calcium kann der Körper nicht selbst bilden. Der durchschnittliche Tagesbedarf liegt bei einem Gesunden bei 800–1200 mg/Tag. Ein um bis zu 500 mg höherer Bedarf besteht bei Heranwachsenden, Schwangeren und Stillenden, Frauen in den Wechseljahren (Klimakterium), Patienten mit einer Osteoporosedisposition, bei bereits bestehender Osteoporose sowie generell bei älteren Menschen. Eine optimale Wirkung ergibt sich in Verbindung mit Vitamin A, C, D, Eisen und Magnesium.

Bei einer zusätzlichen Ergänzung von Calcium kann es bei Überdosierung zu Übelkeit, Verstopfung und Nierensteinen kommen.

Vorkommen

Milch und Milchprodukte, Hartkäse, Sojabohnen, Sardinen, Lachs, Erd- und Walnüsse, grüne Blattsalate und Gemüsesorten (Grünkohl, Brokkoli, Lauch, Kresse, Löwenzahnblätter).

Spurenelemente, die für Rheumatiker wichtig sind

Selen unterstützt die Wirkung von Vitamin E und neutralisiert Schwermetalle in unserem Körper. Bei vielen chronischen Erkrankungen, aber auch bei Störungen des Immunsystems besteht ein Selenmangel. Gerade bei chronisch-entzündlichen Erkrankungen ist deswegen eine über die Ernährung hinausgehende Supplementierung von Selen notwendig und hilfreich.

Selen niemals gleichzeitig mit Vitamin C einnehmen! Überdosierung vermeiden, da es hierbei zu gesundheitsschädlichen Auswirkungen kommen kann.

Zink ist wichtig für das Enzym- und Zellsystem und wirkt entzündungshemmend. Seine optimale Wirkung entfaltete dieses lebensnotwendige Spurenelement in Verbindung mit dem Vitamin C, den Vitaminen der B-Gruppe und Magnesium.

Sichert eine ausgewogene Ernährung eine optimale Vitamin- und Nährstoffzufuhr?

Grundsätzlich sollte bei einem Gesunden die notwendige Vitaminzufuhr über eine ausgewogene Ernährung gedeckt werden. Dies wird allerdings von Jahr zu Jahr schwieriger, denn der Vitamin- und Nährstoffgehalt von Obst und Gemüse ist in den letzten Jahren deutlich zurückgegangen und scheint auch weiterhin abzunehmen. Allein der Vitamin-C-Gehalt von Äpfeln ist in den vergangenen 10 Jahren um 80% geschrumpft. Ähnlich verhält es sich mit anderen Obstsorten und Gemüsen. Schuld daran sind vor allem ausgelaugte Böden, aber auch Nährstoffverluste durch zu lange Transportwege und Lagerzeiten. Ebenfalls nicht zu unterschätzen sind die Nährstoffverluste, die durch falsche Lagerung im Haushalt und durch falsche Zubereitung entstehen.

Eine gesunde und ausgewogene Ernährung ist also, insbesondere für bereits Erkrankte, keine Garantie mehr für eine optimale Vitaminzufuhr. Gesichert werden kann die Vitamin- und Mineralstoffbilanz nur durch eine sinnvoll kombinierte, dem Krankheitsbild optimal angepasste zusätzliche Einnahme (Supplementierung) von entsprechenden Vitamin- und Mineralstoffen. Zusätzliche Vitamin- oder Mineralstoffgaben sind besonders bei Erkrankungen sinnvoll, bei denen erfahrungsgemäß ein höherer Bedarf besteht, wie z. B. bei chronisch-entzündlichen Erkrankungen des rheumatischen Formenkreises. Hier zeigt eine gezielte Therapie über einen angemessenen Zeitraum und in entsprechend sinnvoller Dosierung auch bei Problempatienten gute bis sehr gute Erfolge.

Wirkungsvolle naturheilkundliche Schmerztherapien

Akute Schmerzen haben Schutz- oder Warnfunktion. Sie sind biologische Signale, die z. B. eine Verletzung oder eine gestörte Funktion eines Organs oder Organsystems anzeigen, was dann zu dessen Ruhigstellung oder Schonung führt. Chronische Schmerzen haben hingegen keine erkennbare biologische Funktion mehr und können sich sogar von der eigentlichen Grundkrankheit lösen. Sie beeinflussen damit nachhaltig unsere Psyche und unser Verhalten in Bezug auf Umwelt und Mitmenschen. Lang anhaltende Schmerzen führen vielfach zu einer ängstlichen Einstellung und zu Depressionen. Dies hat wiederum Einfluss auf Schmerzwahrnehmung und Schmerzempfinden: Sind wir ängstlich oder niedergedrückt und von den ständigen Schmerzen »entnervt«, führt dies zu einer verstärkten Schmerzempfindlichkeit. Der Teufelskreis ist geschlossen.

In Deutschland gibt es gegenwärtig etwa 10 Millionen Patienten mit chronischen Schmerzen. Zu ihnen zählen nicht zuletzt Patienten mit rheumatischen Erkrankungen. Zur Linderung ihrer Schmerzen nehmen die meisten dieser Patienten täglich stärkste Medikamente mit folgenschweren Nebenwirkungen. Den größten Anteil hierbei haben nicht die vom Arzt verordneten oder verschreibungspflichtigen Arzneimittel, sondern frei verkäufliche Medikamente. Der rezeptfreie Verkauf dieser Medikamente begünstigt eine unkontrollierte Einnahme von Schmerzmitteln, was langfristig gesehen zu einer schweren Abhängigkeit führen kann. Abhängigkeit von Schmerzmitteln kommt weitaus häufiger vor als Abhängigkeit von anderen Medikamenten.

Im Gegensatz zu den synthetisch-chemischen Schmerzmitteln führen naturheilkundliche therapeutische Schmerzbehandlungsverfahren und biologische Schmerzmittel nicht zu einer Abhängigkeit und zeigen trotzdem eine vergleichbare Wirksamkeit. Biologische Schmerzmittel zeigen außerdem keine oder nur sehr geringe Nebenwirkungen und ermöglichen somit eine Einsparung nebenwirkungsreicher Rheumamedikamente.

Die folgenden biologischen und naturheilkundlichen Therapien, die alle zur Selbstbehandlung geeignet sind, ermöglichen es Ihnen in nahezu allen Fällen, nebenwirkungsreiche chemisch-synthetische Schmerzmittel und Antirheumatika zu reduzieren und manchmal auch gänzlich zu ersetzen.

Akupressur bei Schmerzen

Die Akupressur ist eine leicht zu erlernende Weiterentwicklung der Akupunktur. Sie benutzt die gleichen Punkte und Meridiane, verzichtet aber auf Nadeln und arbeitet stattdessen mit Fingerdruck. Akupressur kann mehrmals täglich wiederholt werden. Die Wirkung tritt zumeist rasch ein und hält länger vor. Nebenwirkungen sind bei dieser Behandlungsmethode nicht bekannt.

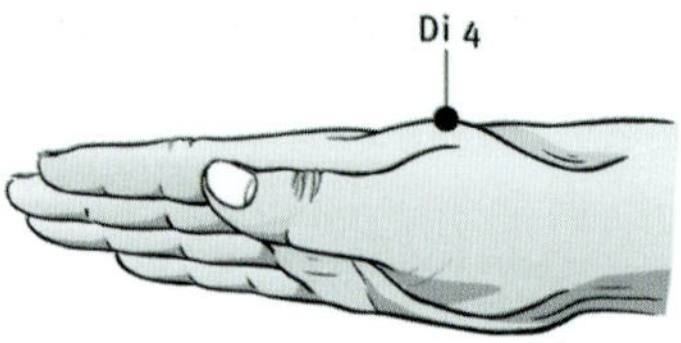

Ein wichtiger Reizpunkt bei Schmerzzuständen ist der Punkt »Dickdarm 4« (Di 4), der sich an jeder Hand in der Mitte zwischen Daumen und Zeigefinger befindet. Der Punkt wird mehrmals täglich mit dem Daumen mittels langsam kreisender Bewegungen mit leicht zunehmenden und dann wieder abschwellendem Druck behandelt.

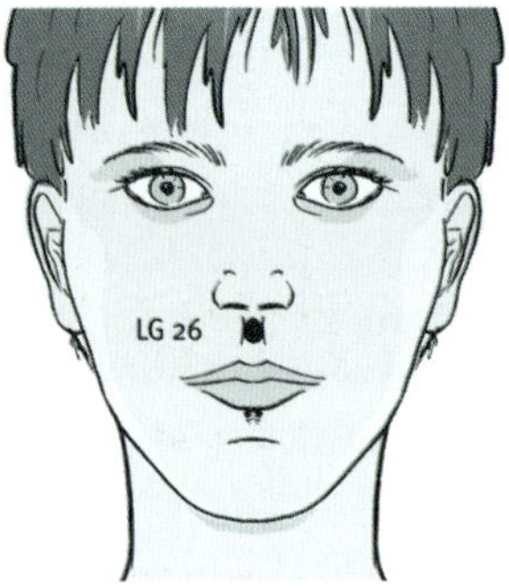

Der Reizpunkt »Lenkergefäß 26« (Lg 26) befindet sich unmittelbar unter der Nase in der Nasolabialfalte und eignet sich zur Linderung von Rückenschmerzen, z. B. bei der Bechterew-Erkrankung und bei Weichteilrheumatismus, aber auch bei Rückenschmerzen nach Überanstrengung.

Nicht angewendet werden sollte die Akupressur

- bei chronisch-entzündlichen Erkrankungen des rheumatischen Formenkreises während eines akuten Entzündungsschubes
- nach neurochirurgischen Eingriffen
- nach Strahlentherapie
- bei Querschnittslähmung

Homöopathische Schmerzmittel

Homöopathische Schmerzmittel verursachen im Gegensatz zu chemischen Schmerzmitteln auch bei längerem Gebrauch keine Nebenwirkungen im Sinne von Zweit- oder Dritterkrankungen. Auch stärkste Schmerzen können mit dem richtig gewählten homöopathischen Mittel beseitigt oder zumindest deutlich gelindert werden.

Die für eine fachgerechte Auswahl notwendige homöopathische Anamnese und Repertorisierung (s. S. 80) ist dem gerade vom Schmerz betroffenen Patienten meist nicht zumutbar. In solchen Fällen können zunächst zur Linderung symptomatische Mittel eingesetzt werden. Sobald wie möglich sollte danach durch einen erfahrenen Homöopathen die Auswahl eines Kausalmittels erfolgen, das nicht nur gegen die Schmerzen wirkt, sondern auch die individuelle Konstitution des Patienten berücksichtigt.

Das passende Kausalmittel sollte nur von einem speziell ausgebildeten und erfahrenen Homöopathen ermittelt werden

Symptomatische homöopathische Schmerzmittel

Besonders hervorstechendes Symptom/Modalität	Homöopathikum und Verdünnung
Schmerz mit Zerschlagenheitsgefühl, schlimmer bei Berührung, Kälte und Bewegung, jedes Lager erscheint zu hart, große körperliche Ermüdung	Arnika Dil. D3
Schmerz brennend, explosionsartig auftretend, bessert sich bei anhaltender Bewegung	Capsicum Dil. D6
Schmerzen mit Pulsationsgefühl (Pochen, Klopfen), sie erscheinen plötzlich und verschwinden plötzlich	Belladonna Dil. D6
Schmerz brennend, aber durch Wärme besser, mit großer Erschöpfung, Unruhe und Reizbarkeit; Verschlimmerung bei Nacht, insbesondere um Mitternacht, mit Furcht (Todesfurcht) und Durst nach kleinen Mengen	Arsenicum album Dil. D30
Schmerz durch Bewegung verschlimmert, möchte allein sein, schnell beleidigt, Fragen machen reizbar; Besserung durch Druck und Liegen auf der schmerzhaften Stelle und Kälte	Bryonia Dil. D4
Schmerz durch mäßige Bewegung und Aufsitzen nach Liegen besser, schlechter beim Sitzen, nach Aufstehen vom Sitzen, nach langer Bewegung, in der Wärme, besonders bei warmer Zimmerluft, nach Genuss von fetten Speisen und abends; weinerlich, aber auch reizbar, heller blasser Typ, aber gut genährt	Pulsatilla Dil. D4
Schmerz durch Druck gebessert, Verschlimmerung nach Ärger und Wutgefühlen	Colocynthis Dil. D6
Schmerzen krampfartig oder bohrend, durch Wärme besser, schlimmer nachts, im Liegen, durch leichten Druck und Kälte	Magnesium phosphoricum Tbl. D4

Besonders hervorstechendes Symptom/Modalität	Homöopathikum und Verdünnung
Schmerz verschlimmert sich in Ruhe, durch Liegen auf der kranken Seite, durch Aufenthalt im Freien, durch heißes Wetter, stechende Schmerzen	Kalium carbonicum Tbl. D4
Schmerz abwechselnd an lokal umschriebenen Stellen, Wechsel der rheumatischen Beschwerden mit gastritischen Beschwerden, Schwindelgefühle; verschlimmern sich nachts und gegen Morgen, bei trockener Kälte, durch Bier und Fleischgenuss; passend auch bei Ischialgie der linken Seite	Kalium bichromicum Tbl. D6
Schmerz schlechter bei feuchtem Wetter, nachts (besonders um Mitternacht), bei Druck, Bewegung; Schmerz verläuft auf der Außenseite des Gliedes	Phytolacca Dil. D6
Schmerzen der Knochen, Knochenhaut, Gelenke, Muskeln, mit zwanghafter Unruhe und Bewegung, die nur zeitweilig lindert; Symptome links oben und rechts unten, besser nach Schwitzen und Bettwärme, schlechter in der Ruhe, Bewegung bringt Linderung. Schlechter nachts, besonders nach Mitternacht, vor einem Sturm in der kalten Jahreszeit	Rhus toxicodendron Dil. D4
Schmerzen verschlimmern sich bei feuchtem rauem Wetter, vor Gewittern, währenddessen aber besser, schlimmer in der Ruhe sowie in der Bettwärme	Rhododendron Dil. D6
Bei Anschwellung und Rötung der schmerzenden Gelenke (Gichtanfall o. Arthritisschub)	Rhododendron Dil. D6 im Wechsel mit Rhus toxicodendron

Pflanzliche Schmerzmittel

Eine wirkungsvolle Alternative zu chemisch-synthetischen Salicylat-Schmerzmitteln (z. B. Aspirin) und ihren z. T. dramatischen Nebenwirkungen auf den Magen-Darm-Trakt bieten pflanzliche Schmerzmittel aus der Weidenrinde. Pflanzliche Schmerzmittel, wie z. B. Assalix oder Assplant enthalten als alternativen Wirkstoff zur Salicylsäure Salicinverbindungen. Diese Wirkstoffe werden weitgehend erst im Blut und in der Leber in Salicylsäure umgewandelt. Hierdurch werden schädigende Nebenwirkungen auf den Magen-Darm-Trakt weitgehend ausgeschlossen.

Sprechen Sie bitte eine eventuelle Umstellung mit Ihrem Behandler ab.

Elektrotherapie (TENS) bei Schmerzen

Die transkutane elektrische Nervenstimulation ist eine Reizstromanwendung, die der Patient selbst mittels eines kleinen, am Körper tragbaren Gerätes ausführen kann. Das batteriebetriebene Gerät hat die Größe eines Taschenrechners und kann für andere unsichtbar unter der Kleidung getragen werden, z. B. am Hosen- oder Rockbund.

Das Gerät erzeugt besondere Reizströme, die mehrfach täglich angewendet werden können und eine gute bis sehr gute schmerzlindernde Wirkung zeigen, die zumeist mehrere Stunden anhält. Bei fachgerechter Anwendung zeigen sich keine Nebenwirkungen. Die Wirkungsweise dieser Therapie beruht nach bisherigen Erkenntnissen darauf, dass schnell leitende sensible Nervenfasern bei passender elektrischer Reizung Umschaltstellen im Rückenmark aktivieren, die dann verhindern, dass Schmerzreize aus dem erkrankten Gebiet an unser Gehirn weitergeleitet werden.

Bei regelmäßiger und vor allem alleiniger Anwendung lässt die Wirksamkeit dieser Therapie jedoch schon nach einem Jahr deutlich nach. Schon aus diesem Grund empfiehlt es sich, TENS stets in Kombination mit weiteren hier vorgestellten Schmerztherapien durchzuführen.

Die kleinen Geräte können z. B. in einem Sanitätshaus rezeptfrei erworben werden bzw. werden nach Empfehlung des behandelnden Arztes dem Schmerzpatienten von der Krankenkasse kostenfrei gestellt. Seitens der Krankenkassen wurde die transkutane Nervenstimulation für folgende Bereiche freigegeben:

- Muskuloskelettale Schmerzen, d. h. Schmerzen, die sowohl vom Bewegungsapparat (Skelett) als auch von der Muskulatur ausgehen, z. B. Arthrose, Arthritis, Morbus Bechterew
- Weichteilrheumatische Erkrankungen wie z. B. Fibromyalgie, Schulter-Arm-Syndrom und Tendomyopathien
- Epicondylitis (Tennis- bzw. Golferellenbogen)
- Neuralgien

Die Anwendung dieses Gerätes kann nach einer kurzen Einweisung von den meisten Patienten problemlos erlernt werden.

Therapien, die nicht selbst durchgeführt werden können

An dieser Stelle werden der Vollständigkeit halber kurz und in alphabetischer Reihenfolge naturheilkundliche Therapien vorgestellt, die nur durch einen erfahrenen und entsprechend ausgebildeten Behandler angewendet werden sollten.

Akupunktur

Bei dieser aus China stammenden Behandlungsmethode werden an bestimmten Körperpunkten Nadeln eingestochen, um energetische Störungen innerhalb des Organismus auszugleichen bzw. Organsysteme anzuregen oder zu dämpfen. Mit Akupunktur lassen sich Schmerzzustände erfolgreich lindern oder beseitigen. Die Akupunktur kann als Einzeltherapie zwar keine Heilung herbeiführen, aber den Krankheitsverlauf positiv beeinflussen.

Ausleitungstherapien

■ Baunscheidt-Verfahren

Bei diesem nach dem Entdecker *Karl Baunscheidt* (1809–1873) benannten Verfahren wird mittels eines speziellen Instruments (»Lebenswecker«) die Haut nach Desinfektion zunächst großflächig genadelt und danach mit Hautreizölen eingerieben, was eine Reizung und Eiterung bewirkt. Durch die verstärkte Durchblutung werden vermehrt Gift- und Schadstoffe über die Haut ausgeschieden. Behandelt wird zumeist der Rücken oder die betroffenen Gelenke.

Bewährt hat sich das Baunscheidtieren bei nahezu allen rheumatischen Erkrankungen, insbesondere Morbus Bechterew, Arthrosen, Arthritiden, Gicht, Gicht-Arthritis, Lumbago und Ischialgien.

■ Schröpfen

Beim Schröpfen werden Schröpfgläser bzw. -kugeln, die mit einer kleinen Vakuumpumpe versehen sind, auf die zu behandelnde Hautstelle aufgesetzt und erzeugen dort einen Unterdruck.

Geschröpft wird zumeist auf dem Rücken, der Hüfte oder dem Oberschenkel, in einem sich dort befindenden Störfeld (s. S. 106). Durch das Schröpfen wird die entsprechende Stelle deutlich besser durchblutet, das krankheitsunterhaltende Störfeld beseitigt, das Selbstregulationssystem des Organismus wieder aktiviert, der übersäuerte Stoffwechsel angeregt und Schadstoffe ausgeleitet. Erkrankungen des rheumatischen Formenkreises lassen sich durch diese Behandlung in vielen Fällen schnell und deutlich beeinflussen und lindern.

Werden die zu behandelnden Bereiche vor dem Aufsetzen des Schröpfglases zusätzlich wenige Millimeter tief angestochen, bezeichnet man dies als »blutiges Schröpfen«.

Eigenbluttherapie

Für diese nahezu schmerzlose Behandlung benötigt man nur einige Tropfen Blut, die aus der Armvene entnommen und zumeist mit einem homöopathischen Arzneimittel (z. B. Juv 110) vermischt wieder in den Körper eingespritzt werden. Dies bewirkt eine deutliche Schmerzlinderung und reguliert und aktiviert körpereigene Abwehrmechanismen.

Sowohl bei Hüftgelenks- als auch Kniegelenksarthrose haben sich UV-bestrahlte Eigenblutinjektionen bewährt. Neben der Einspritzung in den Gesäßmuskel empfiehlt es sich, zusätzlich das betroffene Gelenk zu »umquaddeln«, d. h. die Injektion nicht tief ins Gewebe oder die Muskulatur, sondern flach in das Unterhautgewebe zu setzen, woraufhin sich Quaddeln (= kleine Blasen) bilden. Auf diese Weise wirkt das Medikament ausschließlich am betroffenen Gelenk.

Eine Injektionskur sollte mindestens für die Dauer von 3 Monaten durchgeführt und nach weiteren 6 Monaten wiederholt werden.

Ergotherapie

Die Ergotherapie (abgeleitet von griech. ergon = Arbeit) beinhaltet das Einüben physiologischer (= gesunder) Bewegungsabläufe mittels spezieller Übungsgeräte unter Anleitung eines Ergotherapeuten. Auch das Anpassen von Handschienen und elastischen Orthesen (Bandagen) ist Aufgabe der Ergotherapie. Besonders wichtig ist die Gelenkschutzunterweisung, die darauf abzielt, im Alltag durch belastungsverminderten Gebrauch der Gelenke und Einsatz von Hilfsmitteln die Gelenkfunktion zu erhalten und weitere Deformationen zu vermeiden bzw. hinauszuzögern.

Felke-Anwendungen

Die Behandlung mit heilsamen Naturlehm geht auf den Pfarrer *Emanuel Felke* (1856–1926) zurück. Nachdem er beobachtet hatte, dass Bauern ihre verletzten Tiere mit Lehmpflastern erfolgreich behandelten, erprobte er Lehmwickel, -umschläge und -bäder auch bei Verletzungen, Verstauchungen und rheumatischen Erkrankungen des Menschen – mit großem Erfolg. Die große Heilkraft des Lehms ist weitgehend auf seine antibiotische, antiseptische und entgiftende Wirkung zurückzuführen.

Felke-Anwendungen eignen sich bei allen entzündlichen, aber auch chronisch-degenerativen Gelenks- und Wirbelsäulenerkrankungen. Hierbei wird für ca. 30 Minuten kühler oder erwärmter Lehm direkt auf betroffene Gelenke oder den Rücken aufgelegt. Bei großflächigen Beschwerden werden Lehmbäder bzw. Ganzkörperpackungen bevorzugt. Häufig zeigt sich schon nach wenigen Anwendungen ein deutlicher Rückgang der Entzündungen, der Gelenkschwellung und der Schmerzen.

Manuelle Lymphdrainage

Diese spezielle Massageform mit einer sehr weichen und vorsichtigen Grifftechnik regt die Lymphgefäße und das Lymphsystem zur Mehrarbeit an. Hierdurch werden Schwellungen und Ödeme, die infolge einer entzündlichen Gelenkveränderung auftreten, beseitigt und entzündungsunterhaltende Stoffe ausgeschwemmt. Besonders erfolgreich ist die manuelle Lymphdrainage in Verbindung mit Kompressionsverbänden, Entstauungsgymnastik und Salben, die den Lymphabfluss unterstützen (z. B. Lymphdiaral Drainage Salbe).

Diese Therapie wird u. a. bei allen entzündlich-rheumatischen Erkrankungen sowie bei Ischialgien und akuten Bandscheibenbeschwerden angewendet. Die Therapie ist sanft und vollkommen schmerzlos. Sie kann vom Hausarzt/Orthopäden verordnet werden und wird von niedergelassenen Masseuren oder Physiotherapeuten mit einer entsprechenden Zusatzausbildung durchgeführt.

Neuraltherapie

Die Neuraltherapie nach *Huneke* geht davon aus, dass viele chronische Erkrankungen durch so genannte Störfelder verursacht oder unterhalten werden. Erst deren Beseitigung kann den Weg für eine wirkungsvolle Behandlung frei machen. Als Störfelder kommen in Frage devitalisierte Zähne, Zahngranulome, verlagerte Weisheitszähne, chronische Entzündungen von Gallenblase, Blinddarm (Appendix), Stirnhöhlen, Mandeln, Eierstöcken, Prostata, aber auch Narben, z. B. Operationsnarben.

Erkannte Störfelder werden durch Injektionen bzw. Infiltrationen mit Procain ausgeschaltet. Können keine Störfelder ermittelt oder erfolgreich behandelt werden besteht auch die Möglichkeit, durch Einspritzungen oder Quaddelung im schmerzenden Bereich Linderung der Beschwerden zu erreichen. Hierdurch kann z. B. bei rheumatischen Erkrankungen sichergestellt werden, dass man das betroffene Gelenk bewegt und so dem fortschreitenden zerstörenden Prozess entgegenwirkt.

Rödern

Der Arzt Dr. *Heinrich Röder* (1866–1918) entwickelte ein nach ihm benanntes Verfahren, welches es ermöglicht, die Mandeln in ihrer wichtigen Funktion als Entgiftungsorgan zu stärken. Hierbei werden die Mandeln mit einem kleinen saugglockenähnlichen Gerät massiert und austretende körperschädigende Stoffe abgesaugt.

Dieses schmerzlose Verfahren eignet sich bei allen akuten, aber auch chronisch-entzündlichen Erkrankungen, bei welchen eine Stärkung der Entgiftungs- und Ausscheidungsvorgänge angestrebt wird. Wurden die Mandeln bereits entfernt, empfiehlt sich die neuraltherapeutische Umspritzung der Mandelnarben, da diese Narben nicht nur Störfeldcharakter annehmen können, sondern gleichzeitig eine Barriere für das entgiftende Lymphsystem darstellen.

Physikalische Therapien

Massagen

Massagen begünstigen eine bessere Durchblutung des Gelenkes, verbessern den Stoffwechsel im betroffenen Gelenk und lindern Schmerzen.

Bewegungstherapie/Krankengymnastik

Durch gezielte aktive oder passive krankengymnastische Übungen wird versucht, Fehlstellungen von betroffenen Gelenken entgegenzuwirken, die Muskulatur zu kräftigen und durch eine verstärkte Durchblutung die betroffenen Gelenke und die Muskulatur mit Nährstoffen zu versorgen. Dadurch wird

Muskel- und Sehnenverkürzungen entgegengewirkt, die Beweglichkeit erhöht und langfristig gesehen der Schmerz gelindert.

Bei rheumatischen Erkrankungen haben sich krankengymnastische Übungen im Bewegungsbad besonders bewährt, wie sie z. B. in Rheumakliniken, aber auch ambulant, z. B. von der Selbsthilfevereinigung »Deutsche Rheuma-Liga« angeboten werden.

■ Elektrotherapie

Hierzu gehören Hochvoltströme, Ultrareizströme, diadynamische Ströme, Magnetfeldtherapie und TENS, die selbst durchgeführt werden kann (s. S. 103).

Bei hydroelektrischen Bädern wird die Heilwirkung des Wassers und des Stromes gleichzeitig genutzt. Sie wirken gefäßerweiternd, durchblutungsfördernd, stoffwechselverbessernd und schmerzlindernd. Das Stangerbad ist ein hydroelektrisches Vollbad, das nach Verordnung bei Physiotherapeuten oder Masseuren durchgeführt werden kann. Diese Behandlungsform hat sich als besonders schmerzlindernd, muskelentspannend und beruhigend bewährt. Hydroelektrische Teilbäder werden als Zellenbad bezeichnet.

Die Behandlungen sollten ca. 2-mal wöchentlich durchgeführt werden. Ein Behandlungsturnus enthält mindestens 10 Anwendungen. Die jeweilige Behandlungsdauer beträgt 20–30 Minuten.

Thymustherapie

Der Einsatz von Peptiden aus Kalbsthymus aktiviert und reguliert das Abwehrsystem. Bei Autoaggressionserkrankungen wie der chronischen Polyarthritis eignen sich Thymuspeptide als Basistherapeutika, sofern keine Gegenanzeigen vorliegen. Einige Autoren berichten auch über gute Erfolge bei degenerativen Gelenks- und Wirbelsäulenerkrankungen. Die Wirkung tritt nach etwa einem Monat ein und zeigt sich häufig durch Schmerzreduktion und Abnahme der Morgensteifigkeit und der Gelenkschwellung. Meist kann unter einer Thymustherapie die Cortisondosis und der Verbrauch von Rheumamedikamenten verringert werden.

Die Thymustherapie sollte nur nach Absprache mit Ihrem Arzt und vorhergehendem Test auf eine mögliche allergische Reaktion durchgeführt werden. Gegenanzeigen sind Thymusdrüsenerkrankungen oder -tumoren, Myasthenia gravis, Schwangerschaft sowie bekannte Allergie gegen bovines Eiweiß.

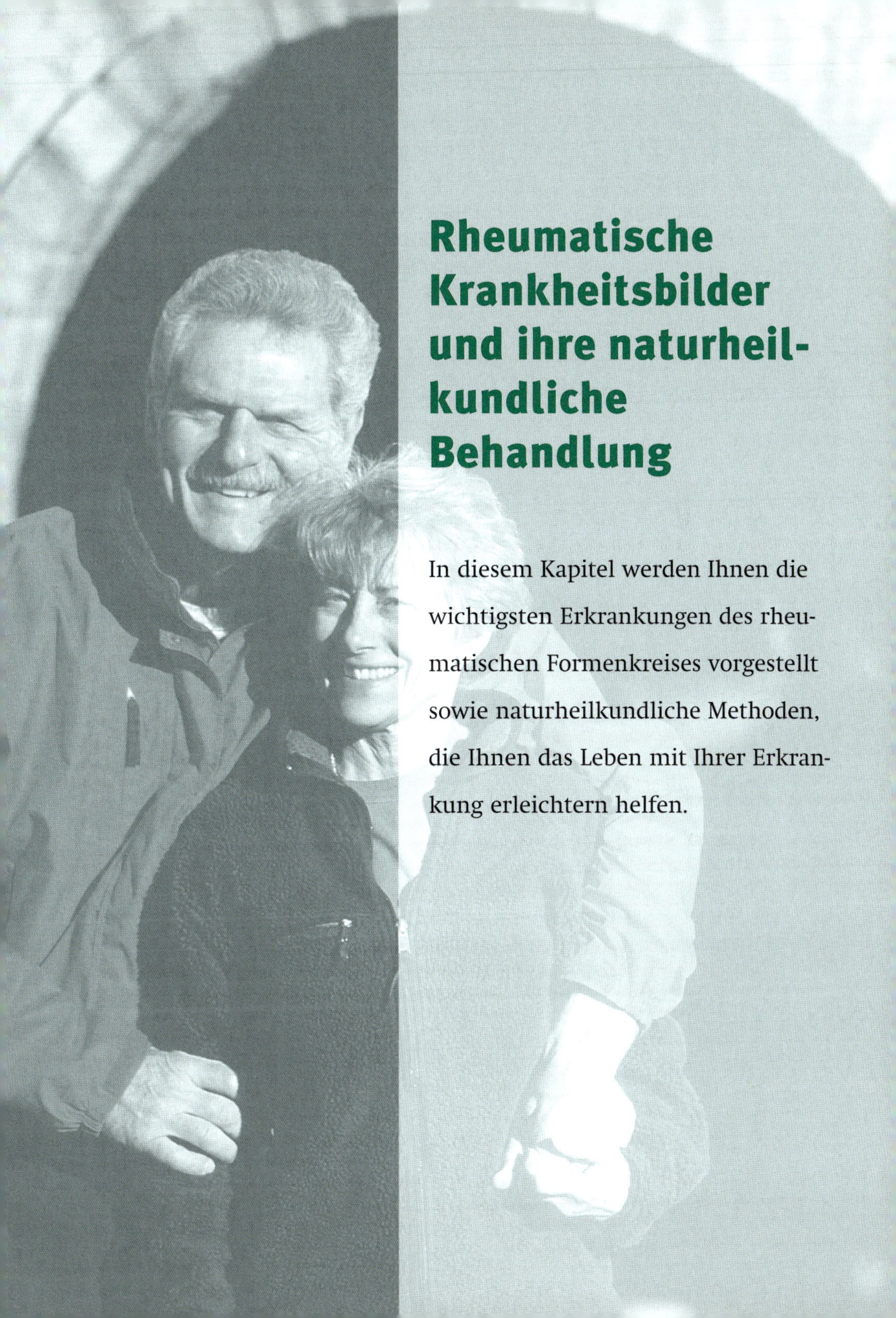

Rheumatische Krankheitsbilder und ihre naturheilkundliche Behandlung

In diesem Kapitel werden Ihnen die wichtigsten Erkrankungen des rheumatischen Formenkreises vorgestellt sowie naturheilkundliche Methoden, die Ihnen das Leben mit Ihrer Erkrankung erleichtern helfen.

Arthrosen (Arthrosis deformans)

Arthrosen, die zu den nichtentzündlich-degenerativen rheumatischen Erkrankungen zählen, gehören zu den häufigsten Erkrankungen des Bewegungsapparates. Alleine in der Bundesrepublik leiden 6–8 Millionen Menschen an einer oder mehreren Arthrosen. Alle Gelenke können von dieser Erkrankung betroffen werden.

Aufbau und Funktion eines Gelenkes

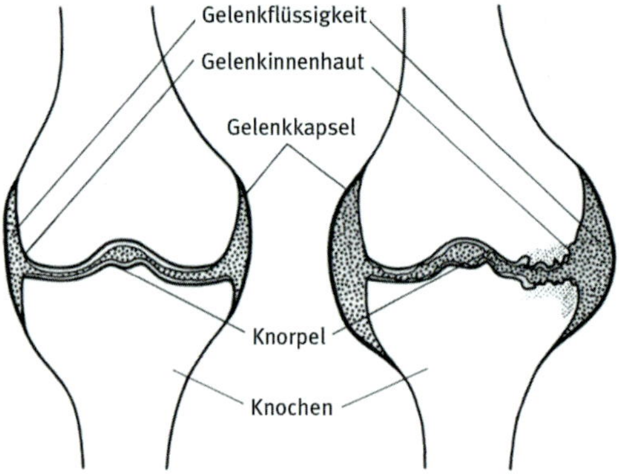

Gesundes Gelenk **Krankes Gelenk**

Unter einem Gelenk versteht man die bewegliche Verbindung von mindestens zwei Knochen. Damit die miteinander verbundenen Knochen nicht aufeinander reiben, sind die Knochenenden, die man als Gelenkflächen bezeichnet, mit Knorpel überzogen. Der Gelenkknorpel, der wegen seiner bläulichen Farbe auch als hyaliner Knorpel bezeichnet wird, gehört zu den Stützgeweben und setzt sich aus Knorpelzellen und Zwischenzellsubstanz zusammen. Gesunder hyaliner Knorpel ist extrem belastbar und kann einen Druck von 1,5 kg/mm^2 verkraften. Zusammen mit der im Gelenk produzierten Gelenkflüssigkeit (Synovia) ermöglicht der Gelenkknorpel ein reibungsfreies Bewegen des Gelenkes. Zusätzlich wirken die knorpeligen Gelenkflächen bei Bewegung und Belastung als Stoßdämpfer und verhindern, dass es bei extremer Belastung zur Schädigung der gelenkbildenden Knochen kommt.

Die Strukturen, die ein Gelenk bilden, sind von einer Kapsel eingeschlossen, die aus festem Bindegewebe und aus stabilisierenden Bändern besteht. Die Bänder, Muskeln und Sehnen sind für die Stabilität des Gelenkes verantwortlich. Die Gelenkkapsel hat eine schützende und vor allem ernährende Funktion. Die Gelenkinnenhaut der Kapsel produziert die Gelenkflüssigkeit, die das Gelenk bei Bewegung schmiert und zusätzlich noch den Gelenkknorpel ernährt. Produziert wird die Gelenksflüssigkeit allerdings nur bei Bewegung des Gelenkes.

Knorpel kann verhungern!

Da der Knorpel selbst nicht über ernährende Blutgefäße verfügt, müssen die benötigten Nährstoffe über die Gelenkflüssigkeit herantransportiert werden. Damit auch alle Knorpelzellen versorgt werden, bedarf es einer optimalen Verteilung zwischen den Gelenkflächen. Bei entsprechendem Angebot ist die optimale Verteilung auch gesichert, wenn wir unser Gelenk regelmäßig bewegen. Durch die Bewegung erfolgt eine gleichmäßige Verteilung der Gelenkflüssigkeit, die bei natürlicher Belastung zu einem Einpressen der Nährflüssigkeit und gleichzeitig zum Auspressen von Stoffwechselendprodukten bzw. Schlackenstoffen aus dem Knorpelgewebe führt. Erfolgt keine oder nur wenig Bewegung im Gelenk, z. B. durch Ruhigstellung nach einem Beinbruch, führt dies zwangsläufig zur Unterernährung bestimmter Knorpelbezirke und nach Rückgang und Absterben des Knorpels in diesen Bereichen auch zur Arthrose – Knochen reibt auf Knochen.

Bewegungsarmut oder gar Bewegungslosigkeit führt zum Untergang des Gelenkknorpels und zur Versteifung des Gelenkes!

Das Beschwerdebild

Entsprechend den arthrotisch betroffenen Gelenken, aber auch der häufig sehr individuellen Verlaufsform der Erkrankung ist das Beschwerdebild bei Arthrose sehr vielfältig.

Symptome einer Arthrose

- **Anlaufschmerz:** Ruht das betroffene Gelenk längere Zeit, treten bei den ersten Bewegungen Schmerzen auf. Der Anlaufschmerz, der sich speziell am Morgen zeigt, gilt als typisches Frühsymptom der Arthrose. Bei Bewegung kommt es zunächst zu einer Verminderung der Beschwerden, da das Gelenk durch die Bewegung »geschmiert« wird.
- **Steifigkeit** des Gelenkes am frühen Morgen bzw. vor Beginn einer Bewegung.
- **Gelenkgeräusche** bei Bewegung. Hierbei handelt es sich zumeist um Reibegeräusche bzw. um ein Knirschen (Krepitationen), das man entweder hören oder durch die aufgelegte Hand spüren kann, sobald das Gelenk bewegt wird.

- **Ermüdungsschmerzen:** Nach dem zuvor geschilderten Anlaufschmerz kommt es bei länger anhaltender Bewegung wieder zu Schmerzen, die den Betroffenen zwingen, das Gelenk zu schonen.
- **Plötzliche Bewegungsausfälle:** Beim Laufen kann ein Gelenk ohne jegliches Vorzeichen versagen, als wäre man mit einem Fuß in ein tiefes Loch getreten.
- **Schmerzen in der Nacht bzw. in Ruhezustand:** Diese Schmerzen weisen auf ein entzündliches Geschehen im Gelenk hin. Gleichzeitig oder kurze Zeit später zeigen sich dann auch die nachfolgenden Zeichen einer Entzündung.
- **Entzündungszeichen.** Bereits zu Beginn, aber auch im Verlauf der Erkrankung kann es zur Entzündung im Gelenk kommen. Das Gelenk ist überwärmt, gerötet und geschwollen. Gleichzeitig kommt es zu einem Gelenkerguss.

Behandlung von Arthrosen

Die hier folgenden Vorschläge sollen Ihnen als Patienten helfen, sich begleitend, also neben einer von einem Arzt oder Heilpraktiker durchgeführten Therapie selbst zu behandeln. In leichteren Fällen können die hier genannten Therapien bzw. homöopathischen oder biologischen Arzneimittel bereits ausreichend sein. In schweren Fällen kann allerdings nicht immer auf eine Behandlung mit Chemotherapeutika verzichtet werden.

■ Allgemeine Maßnahmen

Es gilt die Regel »Bewegung ohne Belastung«, denn bei Ruhigstellung kommt es in kürzester Zeit zur Einsteifung und Funktionseinschränkung des betroffenen Gelenkes und zu einer Überbelastung von anderen Gelenken, die dann ersatzweise beansprucht werden. Der Ausfall oder auch nur die eingeschränkte Funktion eines Gelenkes kann nicht nur örtliche Folgen, sondern langfristig gesehen schwere Folgen für den gesamten Bewegungsapparat haben.

Als einzige Ausnahme der Regel »Bewegung ohne Belastung« gilt die *aktivierte* Arthrose. Die Entzündungszeichen Rötung, Überwärmung, Schwellung, Funktionseinschränkung und vor allem Schmerz zeigen sich beim Wechsel vom inaktiven Stadium in das aktive Stadium. Schmerz ist grundsätzlich als Warnsignal anzusehen. Im aktiven Stadium einer Arthrose bedarf es einer zeitlich kurz begrenzten Ruhigstellung bis zum Rückgang der hochakuten Entzündungssymptome.

Generell sollte bei jeglicher Form von Arthrose das Säure-Basen-Gleichgewicht überprüft und reguliert werden, denn bei jeder Arthrose, insbesondere bei der aktivierten Erkrankung findet sich eine deutliche Übersäuerung des Gewebes, die sich krankheitsunterhaltend und behandlungsblockierend auswirkt. Eine Therapie kann nur Erfolge zeigen, wenn zuvor das saure Gewebsmilieu reguliert wurde. Lesen Sie hierzu auch »Übersäuerung oder das gestörte Säure-Basen-Gleichgewicht«, S. 14 f.

Wärme fördert die Durchblutung. Das Gelenk wird so besser mit Nährstoffen versorgt und es kann sich neuer Knorpel bilden, der ein Fortschreiten der Arthrose verhindert oder hinauszögert; Zweitknorpel ist jedoch weniger belastbar als der Erstknorpel. Substanzen, die Cayennepfeffer, Schlangen- oder Bienengift enthalten, wirken ebenfalls stark durchblutungsfördernd, ebenso Extrakte aus Johanniskrautöl, Rosmarin oder Kampfer, die in vielen pflanzlichen Rheumasalben enthalten sind.

Bei beginnendem Gelenkverschleiß empfiehlt es sich, dem Körper Bausubstanz für das Knorpelgewebe zuzuführen. Hierzu gehört die Gelatine sowie die in Knorpelschutzpräparaten enthaltene Hyaluronsäure und Glukosamin.

Achtung! Da Wärme vorhandene Entzündungsaktivitäten verstärkt empfiehlt es sich, bei einer entzündlichen oder aktivierten Arthrose auf jegliche Wärmeanwendung zu verzichten und stattdessen das Gelenk zu kühlen.

Bäder

Günstig wirken ansteigende Beinbäder mit anschließendem feuchtkalten Wickel, der über Nacht liegenbleiben kann.

Elektrotherapie

Patienten mit starken chronischen Schmerzen können Schmerzlinderung durch ein TENS-Gerät erreichen (s. hierzu auch »Transkutane elektrische Nervenstimulation«, S. 103).

Enzymtherapie

Mulsal N Dragees, 6-mal täglich 3 Dragees (ca. alle 3 Stunden – auch nachts).

Ernährungstherapie

Grundsätzlich empfiehlt sich eine fleischarme, gemüse-, vitamin- und ballaststoffreiche Kost. Sind tragende Gelenke wie die Knie- oder Hüftgelenke betroffen, sollte bestehendes Übergewicht unbedingt abgebaut werden um die betroffenen Gelenke zu entlasten. Bei Arthrosepatienten empfiehlt sich die in diesem Buch beschriebene Rheumadiät (s. S. 56). Sie kann auch helfen, einer drohenden Entzündung (aktivierte Arthrose) vorzubeugen.

Die Einnahme von Gelatine empfiehlt sich als begleitende Maßnahme bei allen arthrotischen Gelenkerkrankungen – lesen sie hierzu dieInformationen auf S. 58).

Homöopathie

Bei einer Selbstmedikation sind die Anwendungs- und Einnahmehinweise der Hersteller genau zu beachten. Man sollte sich die Regel vor Augen halten, das *viel* nicht unbedingt *viel* hilft, sondern eine Überdosierung auch zu einer Verschlimmerung der Beschwerden führen kann (siehe hierzu auch »Homöopathie«, S. 79).

Empfohlene Einzelhomöopathika für das akute Stadium (entzündlicher Schub)

Acidum benzoicum (Benzoesäure) D6, Tabletten	
Symptomatik	Passt bei subakuten bis chronischen Arthritiden, bei Gicht und bei fokalinfektiösen Polyarthritiden, insbesondere wenn der Polyarthritis Herzerkrankungen und/oder Nierenerkrankungen vorausgegangen sind.
Modalitäten	Ziehende und reißende Schmerzen; spärlicher Harn von dunkelbrauner Farbe, der sehr intensiv und unangenehm nach Ammoniak riecht; sobald sich der Patient besser fühlt, ist der Urin hingegen klar und reichlich.
Dosierung	3- bis 4-mal täglich nach den Mahlzeiten 1 Tablette im Mund zergehen lassen.
Hinweis	Passt gut im Wechsel mit Colchicum, wenn sich die Beschwerden bei Kälte und Nässe sowie durch Berührung und Bewegung verschlechtern.

Aconitum napellus (Blauer Eisenhut) D4, Dilution	
Symptomatik	Hochakute, unvorhergesehene und ohne Ankündigung eintretende Entzündungsphase (Schub), Temperaturerhöhung oder Fieber, allgemeines Unwohlsein und Symptome wie zu Beginn eines Infektes.
Modalitäten	Verschlimmerung bei Nacht .
Dosierung	Hochakut: viertelstündlich 4 Tropfen für maximal 2 Tage, danach stündlich 7 Tropfen bis zur Besserung.
Hinweis	Falls die Wirkung nachlässt, sollte auf ein weiteres passendes Mittel umgestellt werden. Bei passender Symptomatik kann Aconitum auch im Wechsel mit Bryonia eingenommen werden.

Apis mellifica (Biene bzw. Bienengift) D4, Dilution	
Symptomatik	Zu Beginn einer Entzündung bei extremer Berührungsempfindlichkeit und rötlich-violetter Verfärbung um die betroffenen Gelenke stechender oder brennender Schmerz, deutliche Schwellung bzw. Gelenkerguss.
Modalitäten	Verschlimmerung abends und nachts, durch Liegen und Zimmerwärme; wenig Durst; Wärme verschlimmert, Kälte bessert; Beginn zumeist bei feucht-kaltem Wetter.
Dosierung	Akut: viertelstündlich 4 Tropfen bis zur Besserung der Beschwerden für einen Zeitraum von maximal 2 Tagen, danach stündlich 7 Tropfen.
Hinweis	Honiggenuss ist während der Anwendung von Apis zu meiden!

Bryonia (Zaunrübe, Teufelsrübe) D4, Dilution	
Symptomatik	Zu Beginn einer Entzündung bei extremer Bewegungseinschränkung, mit stechenden Schmerzen der Gelenke; durch Bewegung verschlimmert, in der Ruhe vermindert.
Modalitäten	Verschlimmerung abends und nachts, durch Liegen und Zimmerwärme, Kälte bessert.
Dosierung	Akut: viertelstündlich 4 Tropfen bis zur Besserung der Beschwerden für einen Zeitraum von ca. 2 Tagen, danach stündlich 7 Tropfen.

Causticum (Hahnemann'scher Ätzstoff) D4, Tabletten	
Symptomatik	Ziehende, reißende oder brennende Schmerzen mit ausgeprägtem Wundheitsgefühl; Schwäche und Unruhe; Gefühl von Anspannung und Verkürzungen an Sehnen und Muskeln, auch anfallsweise auftretende Schmerzen.
Modalitäten	Verschlimmerung bei kaltem trockenem Wetter, besser bei Regen.
Dosierung	Akut: stündlich 1 Tablette bis zur Besserung der Beschwerden, nach Abklingen des akuten Stadiums in der Verdünnung D6 3- bis 4-mal täglich 1 Tablette.

Colchicum (Herbstzeitlose) D6, Dilution oder Tabletten	
Symptomatik	Wandernde Gelenkschmerzen mit großem Zerschlagenheits- und Schwächegefühl, typisch ist auch die ständig bestehende Steifigkeit der betroffenen Gelenke, die auch im schubfreien Stadium bestehen.
Modalitäten	Verschlimmerung durch Kälte, Bewegung, Berührung und nachts; Verschlimmerung auch möglich durch Geruch gekochter Speisen, der Ekel hervorruft.
Dosierung	Tropfen: 3-mal täglich 7 Tropfen; Tabletten: 3-mal täglich 1 Tablette im Mund zergehen lassen.
Hinweis	Wenn die Wirkung des Colchicum nachlässt passt häufig Acidum benzoicum als Folgemittel.

Ledum palustre (Sumpfporst/wilder Rosmarin) D3–D4, Dilution	
Symptomatik	Passt sowohl bei hochakuter Entzündung als auch bei heftigen chronischen Schmerzen mit Stechen und Reißen in den kleinen Gliedern; besonders abends und in der Bettruhe (ähnlich Bryonia); Beginn zumeist von den Füßen aufwärts wandernd, ausgeprägte Bewegungsverschlechterung
Modalitäten	Verschlimmerung abends und nachts in der Bettruhe; Kühle bessert (Patient muss sich aufdecken), in der Ruhe und durch Weingenuss schlechter; generell besteht Mangel an Wärme, aber betroffene Glieder müssen kühl sein (Paradoxum, das auf die passende Indikation hinweist!)

Ledum palustre (Sumpfporst/wilder Rosmarin) D3–D4, Dilution	
Dosierung	Akut: viertelstündlich 5 Tropfen bis zur Besserung der Beschwerden für einen Zeitraum von ca. einem Tag, danach stündlich 7 Tropfen; chronisch: in der Verdünnung D6 4-mal täglich 7 Tropfen oder Globuli
Hinweis	Passt besonders für Personen, denen es sonst immer kalt ist und die die Wärme suchen (niedriger Blutdruck – Kreislaufprobleme!?); Einzelmittel bei niedriger Entzündungsaktivität oder in der schubfreien Phase.

Nux vomica (Brechnuss) D12, Dilution	
Symptomatik	Krampfartige Schmerzen, bei schlanken und hageren Personen mit cholerischem Temperament, Neigung zu Krampfadern oder Hämorrhoiden, dunkler Haarfarbe, die reizbar reagieren und gerne schlemmen. Reißende und ziehende Rückenschmerzen, die in die Extremitäten ausstrahlen können. Besonders betroffen sind Hals- und Nackenmuskeln (steifer Hals).
Modalitäten	Verschlimmerung morgens, in der Ruhe, nach Weingenuss, bei nasskaltem Wetter.

Rhus toxicodendron (Wurzelsumach) D6, Dilution	
Symptomatik	Passt besonders bei Beteiligung der fibrinösen Teile, wie Gelenkbänder, Sehnen, Sehnenscheiden; mit Steifigkeit, ausgelöst oder verschlimmert durch Feuchtigkeit, nasskaltes Wetter, feucht-kühle Witterung.
Modalitäten	Verschlimmerung durch Feuchtigkeit, Wetterwechsel, Unterkühlung, Regen, Herbstmonate; genereller Wärmemangel am gesamten Körper, auch an den betroffenen Gelenken (im Gegensatz zu Ledum!).
Dosierung	Akut: viertelstündlich 5 Tropfen bis zur Besserung der Beschwerden für einen Zeitraum von ca. einem Tag, danach stündlich 7 Tropfen. Chronisch: in der Verdünnung D6 4-mal täglich 7 Tropfen.
Hinweis	Darf nicht zusammen mit, vor oder nach Apis gegeben werden. Passt aber gut im Wechsel mit Bryonia, wenn dieses angezeigt ist.

Komplexhomöopathika

Als Einstieg:

- Phonix Arthrophon Tropfen, 1. Woche 3 × 10 Tropfen, 2. Woche 3 × 20 Tropfen

danach:

- Rheuma Pasc Tropfen oder
- Arthrose-Gastreu Tropfen oder
- Dr. Wiemann Rheumatonikum oder
- Girheulit H Tabletten oder
- Salicort-R Tropfen

Salben und Einreibungen

- Arthrodynat Salbe
- Rosarthron forte Salbe
- Unguentum Thorraduran, z. B. als Salbenverband um das betroffene Gelenk, oder
- Rheumatismus Salbe (Fa. Truw) oder Öl, oder
- Auroanalin forte Salbe, oder
- Cefarheumin N Salbe, oder
- Flamyar Salbe

Umschläge, Wickel und Packungen

Zur unterstützenden Behandlung von Arthrosen haben sich Moor-, Schlamm-Paraffinpackungen bewährt.

Vitamine, Mineralien, Spurenelemente

Vitamin E (220 mg pro Kapsel) 3-mal täglich 3 Kapseln; zusätzlich ca. 200 mg Vitamin C in Form von Ascorbinsäurepulver (Apotheke).

Therapien, die nur durch einen Behandler angewendet werden sollten

- **Akupunktur:** Mittels Akupunktur lassen sich auch bei Arthrosen Schmerzzustände erfolgreich lindern oder beseitigen.
- **Eigenbluttherapie:** Sowohl bei Hüftgelenks- als auch Kniegelenksarthrose haben sich UV-bestrahlte Eigenblutinjektionen (0,1–0,5 ml, je nach Reaktionslage) bewährt, die 2-, besser 3-mal wöchentlich als Mischinjektion mit Juv 110 durchgeführt werden sollten. Neben der Einspritzung in den Gesäßmuskel empfiehlt es sich, zusätzlich das betroffenen Gelenk zu »umquaddeln« (s. S. 105). Eine Injektionskur sollte mindestens für die Dauer von 3 Monaten durchgeführt und nach weiteren 6 Monaten wiederholt werden.
- **Neuraltherapie:** Durch Einspritzungen oder »Quaddelung« im schmerzenden Bereich (Kniegelenk, Hüft- oder Schultergelenk) lässt sich eine Linderung der Beschwerden erreichen. Hierdurch kann sichergestellt werden, dass man das betroffene Gelenk bewegt und damit dem fortschreitenden zerstörenden Prozess entgegenwirkt.
- **Physikalische Therapie:** Bei Arthrosen haben sich Massagen, auch Unterwassermassagen bewährt. Als weitere physikalische Maßnahmen eignen sich Elektrotherapie (s. u.), Wärmetherapie und Bewegungstherapie als schmerzfreies Aufbautraining der Muskulatur.

Schmerzlinderung bei Arthrose durch Elektrotherapie

- Hochvoltströme
- Ultrareizströme
- Diadynamische Ströme (CP und DF im Wechsel)
- Magnetfeldtherapie
- Zellenbäder

Achtung! Bei Metallimplantaten im betroffenen Gelenk oder seiner unmittelbaren Umgebung verbietet sich jegliche Strombehandlung, da sich das Implantatmetall erwärmen und so das Lagergewebe des Implantats beschädigt werden kann; Ausnahme: Hochvoltströme

Rheumatoide Arthritis – chronische Polyarthritis

Unter der Vielzahl von Erkrankungen, die sich hinter dem Sammelbegriff »Rheumatoide Arthritis« verbergen, gehört die chronische Polyarthritis (cP) zu den häufigsten entzündlichen Gelenkerkrankungen. Bei dieser Erkrankung sind mehrere (= poly) Gelenke betroffen. Die chronische Polyarthritis ist eine Systemerkrankung, d. h. der gesamte Körper wird von dem Krankheitsgeschehen in Mitleidenschaft gezogen.

Die chronische Polyarthritis ist primär durch eine entzündliche Schwellung und Schmerzhaftigkeit mehrerer Gelenke und eine übermäßig wuchernde Gelenkinnenhaut gekennzeichnet. Die Erkrankung führt ohne Behandlung zu Formveränderungen und zur Zerstörung der betroffenen Gelenke.

Einer von hundert Menschen erkrankt laut Statistik im Laufe seines Lebens an chronischer Polyarthritis. Der Krankheitsbeginn liegt statistisch gesehen meist zwischen dem 20. und 50. Lebensjahr – tatsächlich finden wir aber in den letzten Jahren immer häufiger Jugendliche, ja sogar Kleinkinder, die von dieser Erkrankung heimgesucht werden.

In der Bundesrepublik leiden mindestens 1,5 Millionen Menschen an chronischer Polyarthritis. Frauen sind 3- bis 4-mal häufiger betroffen als Männer. Diese Tatsache lässt vermuten, dass Androgene, also männliche Geschlechtshormone, einen möglichen Schutz vor der Erkrankung bieten könnten. Diese Hormone sind zwar bei Mann und Frau vertreten, finden sich aber beim Mann in einer weitaus höheren Konzentration. Wie eine englische Studie vermuten lässt, leiden Rheumapatientinnen tatsächlich unter einem »Androgenmangel«. Hier könnte eine Anwendung von Testis-Organpräparaten (Testis = lat. Hoden) erfolgversprechend sein, z. B. Testis suis-Injeel, ein Injektionspräparat der Firma Heel.

Ursachen der chronischen Polyarthritis

Die Ursache dieser Erkrankung ist noch weitgehend unbekannt. Zwar scheinen neben einigen anderen Faktoren Androgene das Entstehen der Erkrankung maßgeblich zu beeinflussen, das Zustandekommen der Erkrankung ist aber vermutlich multifaktoriell bedingt. Die chronische Polyarthritis wird nicht vererbt, sie tritt jedoch familiär gehäuft auf. Vererbt wird oft die *Veranlagung*, an einer Erkrankung des rheumatischen Formenkreises und damit auch an Polyarthritis zu erkranken.

Krankheitsbeginn und Verlauf

Schmerzen an den betroffenen Gelenken und Gelenkschwellungen sind die ersten Zeichen eines beginnenden Rheumaschubes, d. h. einer hochakuten Entzündung des betroffenen Gelenkes. Im akuten Schub sind die Gelenkkapselschwellungen und Gelenkergüsse tastbar und schmerzhaft. In nahezu allen Fällen verstärken sich bei nasskalter Witterung die Schmerzen. Äußerlich zeigen sich die Entzündungen durch eine spindelförmige Schwellung der betroffenen Gelenke, Überwärmung und Rötung. Bei Faustschluss ist das Knöchelprofil durch die Gelenkschwellungen verstrichen und unklar.

Bei der Blutuntersuchung sind infolge des Entzündungsgeschehens die Entzündungsmarker erhöht, z. B. Blutkörperchensenkungsgeschwindigkeit, Anzahl der weißen Blutkörperchen (Leukozyten) und das C-reaktive Protein. Die Gesamtzahl der zur Verfügung stehenden T-Lymphozyten, insbesondere der Suppressor-T-Zellen, ist reduziert. Das Entzündungsgeschehen bei der cP hat nicht nur zerstörende, sondern auch wuchernde Eigenschaft und wird als Proliferation bezeichnet. Infolge der Wucherungen kommt es zu einer Verdickung der Gelenkinnenhaut mit Einwachsen in benachbartes Knochen- und Knorpelgewebe und folgender Zerstörung sowie zur vermehrten Bildung von Gelenkflüssigkeit.

Im weiteren Krankheitsverlauf zeigt sich eine Zerstörung der betroffenen Gelenke und ein Übergreifen der Entzündung auf Knochen, Knorpel, Sehnen, Sehnenscheiden, ja sogar auf die Muskulatur. Typisch für die bereits fortgeschrittene cP ist die achsenabweichende Versteifung der Finger im Grundgelenk in Richtung Kleinfingerseite. Diese als Ulnardeviation bezeichnete Veränderung führt zu einer stark eingeengten Beweglichkeit der Finger und der Hand. Faustschluss und Spitzgriff der Finger sind im fortgeschrittenen Stadium nicht mehr möglich. Im Verlauf der Erkrankung, die zumeist an den kleinen Gelenken beginnt, kann auch jedes größere Gelenk erfasst werden. Im fortschreitenden Verlauf zeigen sich auch Veränderungen an Haut, Schleimhäuten, Nägel und Haaren.

Neben leichten Formen, die manchmal über viele Jahre hin kaum Veränderungen zeigen gibt es Verlaufsformen, die in kürzester Zeit zu schwersten Deformierungen der betroffenen Gelenke, aber auch zu Komplikationen bzw. Folgeerkrankungen führen. Hierzu gehören in schweren Fällen Schäden an Augen, Herz (Perikarditis), Lunge (Lungenfibrose), sowie Nieren, Leber und Gefäßen. Bei ca. 40% der Erkrankten kommt es im fortgeschrittenen Krankheitsverlauf auch zu entzündlichen Veränderungen der Halswirbelsäule.

Für die chronische Polyarthritis gibt es keinen standardisierten Krankheitsverlauf.

Behandlung der Arthritis und Polyarthritis

Für die naturheilkundlich orientierte Basisbehandlung gelten die nachfolgenden Grundregeln:

- Einregulierung des Säure-Basen-Gleichgewichts
- Ausschaltung von Fokalinfektionen, Herderkrankungen, Störfeldern (z. B. Prostata, Stirnhöhlen, Zahnherde usw.)
- Regulierung der gestörten Darmflora, Symbioselenkung
- Stärkung und Regulierung des Immunsystems
- Stärkung und Unterstützung der Entgiftungs- und Ausscheidungsorgane
- Ausleitung von Schwermetallen, Umweltgiften, Erbgiften usw. (Nosodentherapie)
- Beseitigung bzw. Ausschaltung von geopathischen Belastungen, Elektrosmog u. ä.
- Langsames Ausschleichen oder mögliche Reduktion von Antirheumatika und vor allem von Cortisonpräparaten, insbesondere wenn diese über einen langen Zeitraum eingenommen wurden.
- Ausschaltung belastender seelischer Einflüsse

Diese Basistherapie erfasst die individuellen organischen Besonderheiten und sollte grundsätzlich jeder anderen Therapie vorausgehen bzw. mit dieser kombiniert werden.

Die nachfolgenden Therapievorschläge wurden nach dem Alphabet aufgelistet. Sie lassen sich sinnvoll miteinander kombinieren, können sowohl gleichzeitig als auch einzeln angewendet werden. Alle hier aufgeführten Behandlungs- bzw. Medikamentationsvorschläge eignen sich zur Selbstbehandlung.

Allgemeine Maßnahmen

Neben der Erhaltung der Beweglichkeit gehören Schmerzlinderung oder Schmerzbeseitigung zu den wichtigsten Zielen. Hierzu eignen sich während einer akuten Entzündung bzw. eines Krankheitsschubes und heiß geschwollenen Gelenken feucht-kühle Heilerde-, Lehm- oder Moorumschläge. Die betroffenen Gelenke sollten geschont, aber nicht langfristig ruhig gestellt werden, um einer Einsteifung vorzubeugen. Grundsätzlich sollte bei bestehendem Fieber das Bett gehütet werden.

Ausleitungstherapien

Bei allen chronischen Erkrankung können Ausleitungstherapien wie z. B. ein regelmäßiger Saunabesuch unschätzbare Hilfe leisten. Baunscheidtieren und Schröpfen sollten vom Therapeuten angewendet werden.

Bäder

Entzündungshemmend und stoffwechselverbessernd wirken
- Solebäder
- Schwefelbäder
- Fichtenrindenextraktbäder
- Weidenrinden-Ulmenspierstaudenextraktbäder

Entsprechendes Badesalz bzw. Bäderextrakte kann man in der Apotheke, Drogerie und auch in großen Discountmärkten erwerben. Nähere Informationen finden Sie im Kapitel »Bäder- und Wasserheilkunde«, S. 38.

Biochemie nach Dr. Schüßler

Bei der akut entzündlichen Arthritis oder der Polyarthritis im Schub ist Magnesium phosphoricum D6 Mittel der ersten Wahl: In einem Zeitraum von 3 Stunden wird alle 15 Minuten eine Tablette in heißem Wasser aufgelöst und getrunken.

Zum Umrühren bitte niemals einen metallischen Löffel verwenden!

Sind die Schmerzen nahezu unerträglich kann Magnesium phosphoricum auch als die so genannte »heiße Sieben« eingenommen werden: Man löst 10 Tabletten Magnesium phosphoricum (= das 7. Schüßlersche Funktionsmittel) in einem Glas mit heißem Wasser auf und trinkt hiervon alle 5–10 Minuten einen kleinen Schluck.

Als Dauermedikation empfehlen sich
- Calcium phosphoricum D6, 5-mal täglich 1 Tablette

Wenn starke Gelenkschwellungen im Vordergrund stehen:
- Kalium jodatum D12, 4-mal täglich 1 Tablette

Bei beginnender Versteifung der Gelenke (Ankylosierung):
- Lithum chloratum D12, 4-mal täglich 1 Tablette.

Treten während der Dauermedikation Schmerzen auf, kann 5- bis 6-mal täglich je 1 Tablette Magnesium phosphoricum D6 eingenommen werden.

Elektrotherapie

Patienten mit starken chronischen Schmerzen können Schmerzlinderung durch ein TENS-Gerät erreichen (s. hierzu auch das Kapitel »Transkutane elektrische Nervenstimulation«, S. 103).

Enzymtherapie

Bewährt haben sich bei der chronischen Polyarthritis in der Anfangsphase der Behandlung 15–18 Dragees Mulsal N pro Tag, die über den Tag verteilt eingenommen werden. Während eines akuten Krankheitsschubes können auch kurzfristig bis zu 24 Dragees pro Tag eingenommen werden.

Zur erfolgreichen Behandlung der chronischen Polyarthritis müssen Enzyme langfristig und in hoher Dosierung eingesetzt werden: Als Langzeittherapie eignet sich die Einnahme von 3 × 3 oder 3 × 4 Dragees pro Tag.

Bei der Einnahme höherer Einzeldosen kann es zu Übelkeit, Völlegefühl und/oder Blähungen kommen, was sich durch Verteilen der Dosis über den Tag vermeiden lässt. Ferner kann es als Ausdruck einer therapeutischen Reaktion auch kurzfristig zu einer Erstverschlimmerung kommen (s. S. 82), die allerdings in der Regel nach wenigen Tagen abklingt. Für nähere Informationen lesen Sie bitte den Beipackzettel und das Kapitel »Enzymtherapie«, S. 52.

Ernährungstherapie

Während eines entzündlichen Schubes aber auch vorbeugend können Rohkosttage zur Linderung der Schmerzen bzw. der Erkrankung beitragen. Fleisch, insbesondere Schweinefleisch sollte gänzlich vom Speisezettel gestrichen werden. Als besonders empfehlenswert gilt roher Rettich einschließlich seiner Blätter. Während eines akuten Schubes sind Alkohol und Zigaretten absolut tabu. Im Kapitel »Ernährungtherapie« (S. 54) finden Sie viele wertvolle Hinweise für eine richtige Ernährung bei rheumatischen Erkrankungen.

Bei der der chronischen Polyarthritis ist die Einahme von Gelatine sehr empfehlenswert (s. auch S. 58).

Günstig bei akuten entzündlichen Prozessen wirken sich 2–3 g Fischölfettsäuren pro Tag (= 4–6 Fischölkapseln je 0,5 g) und zur Prophylaxe 1 g pro Tag aus; 1 g Fischöl ist z. B. in 120 g Dorsch oder 50 g Lachs enthalten (s. auch S. 58).

Fingerübungen mit Raps

Die morgendlich vorhandene Steifigkeit der Fingergelenke kann durch gezielte Fingerübungen gemildert werden. Durch die Bewegung wird Gelenkschmiere produziert, die einerseits die Beweglichkeit erhöht und andererseits den Gelenkknorpel schützt und ernährt. Durch die bessere Durchblutung werden mehr Nährstoffe und Sauerstoff in die Gelenkflüssigkeit transportiert.

Besonders empfehlenswert sind Fingerübungen im Raps bzw. das Rapsbad. Hierzu knetet man Rapssamen in einer Schüssel 1- bis 2-mal täglich mit den Fingern vorsichtig und ohne Druck durch, spreizt und beugt die Finger und »wäscht die Hände«.

Rapssamen gibt es preisgünstig z. B. im Raiffeisengeschäft zu kaufen. Er ist sehr lange haltbar und muss nur alle 2–3 Jahre erneuert werden. Er gibt bei der Bearbeitung kleine Mengen seines Öles frei, welches die Haut weich und geschmeidig hält. Rapssamen können im Backofen oder auf der Heizung erwärmt oder im Kühlschrank gekühlt werden. Im schubfreien Krankheitsstadium sollte der angewärmte, während eines Entzündungsschubes der gekühlte Rapssamen verwendet werden.

Heilpflanzen/Phytotherapie

Weihrauch- bzw. boswelliaharzhaltige pflanzliche Medikamente, z. B. Seratin 500 wirken deutlich entzündungshemmend und eigenen sich hervorragend zur Behandlung der chronischen Polyarthritis. Ebenfalls sehr wirkungsvoll sind Brennnesselextrakte (z. B. IDS 23; Rheuma-Hek®) und weidenrindeextrakthaltige Heilmittel, die konsequent eingenommen einen rheumatischen Schub verhindern oder zumindest abschwächen können. Lesen Sie hierzu auch das Kapitel »Heilpflanzen«, S. 61.

Pflanzliche Arzneimittel

- IDS 23 Brennnesselextrakt (Rheuma-Hek®)
- Echinacea purpurea forte Tropfen (Stärkung des Immunsystems, Linderung der Entzündung)
- Hevert Antitox Tropfen (Ausleitung und Entgiftung)
- Seratin 500 (Reduzierung des aggressiven Entzündungsgeschehens)

Heilpflanzentees

Über Ihre Apotheke oder Drogerie können Sie zur unterstützenden Behandlung Fertigtees beziehen, u. a.

- apo-Rheum N Tee
- Echinacea Tee

- Hevert-Gicht-Rheuma-Tee
- Kneipp Rheuma Tee.

Neben den genannten Fertigtees können Sie sich auch Teemischungen von Ihrem Apotheker zusammenstellen lassen. Die folgenden Teerezepte haben sich in der Praxis gewährt; weitere Rezepte finden Sie im Kapitel »Heilpflanzen«, S. 61).

Rezept 1
- 100 g Zinnkraut (Equisetum arvense)
- 20 g Weidenrinde (Cortex Salicis)
- 70 g Birkenblätter (Folia Betulae)
- 60 g Borretschkraut (Herba Borraginis)

1 gehäufter TL mit kochendem Wasser überbrühen. 10 Minuten ziehen lassen. Der Tee sollte 2-mal täglich warm und ungesüßt getrunken werden.

Rezept 2
- 40 g Fructus Cynosbati
- 40 g Radix Ononidis
- 40 g Bulbus Scillae
- 40 g Fructus Juniperi
- 60 g Radix Petroselini

1 EL pro 1 Tasse Wasser. 15 Minuten leicht kochen lassen. Abseihen und morgens zum Frühstück 1–2 Tassen trinken.

Rezept 3
- 100 g Johannisbeerblätter
- 100 g Birkenblätter
- 20 g Weidenrinde

2 TL mit $^1/_4$ l Wasser kalt ansetzen und zum Sieden erhitzen. Täglich 2–3 Tassen trinken.

Homöopathie

Bei einer Selbstmedikation sind die Anwendungs- und Einnahmehinweise der Hersteller genau zu beachten. Man sollte sich die Regel vor Augen halten, das *viel* nicht unbedingt *viel* hilft, sondern eine Überdosierung auch zu einer Verschlimmerung der Beschwerden führen kann (s. auch »Homöopathie«, S. 79).

Einzelhomöopathika für das akute Stadium (entzündlicher Schub)
S. Aufstellung auf S. 114.

Einzelhomöopathika bei niedriger Entzündungsaktivität oder in der schubfreien Phase (Symptomatik und Modalitäten s. S. 114):

- Acidum benzoicum (Benzoesäure), D6, Tabletten: 3- bis 4-mal täglich nach den Mahlzeiten 1 Tablette im Mund zergehen lassen. Passt gut im Wechsel mit Colchicum, wenn sich die Beschwerden bei Kälte und Nässe sowie durch Berührung und Bewegung verschlechtern.
- Colchicum (Herbstzeitlose), D6, Dilution oder Tabletten. Tropfen (Dilution): 3-mal täglich 7 Tropfen; Tabletten: 3-mal täglich 1 Tablette im Mund zergehen lassen. Wenn die Wirkung des Colchicum nachlässt passt häufig Acidum benzoicum als Folgemittel.
- Rhus toxicodendron (Wurzelsumach), D6, Dilution. Akut: viertelstündlich 5 Tropfen bis zur Besserung der Beschwerden für ca. einen Tag, danach stündlich 7 Tropfen. Chronisch: in der Verdünnung D6 4-mal täglich 7 Tropfen. Darf nicht zusammen mit, vor oder nach Apis gegeben werden; passt aber gut im Wechsel mit Bryonia, wenn dieses angezeigt ist.

Komplexhomöopathika

- Arthritis-W-Tabletten Pascoe N oder
- Apo-Rheum Tropfen oder
- Girheulit H Tabletten oder
- Rheuma Hevert Tropfen oder
- Rheuma Pasc Liquidum

Als Basistherapie zur Ableitung über die Niere empfiehlt sich zusätzlich

- Berberis Similiaplex Tropfen

Bei starken Gelenkschwellungen:

- Colchicum Similiaplex Tropfen.

Gegenanzeige: Schwangerschaft und Überempfindlichkeit gegen Giftsumachgewächse!

Salben und Einreibungen

Im akuten Stadium bzw. entzündlichen Schub empfehlen sich zur Einreibung der betroffenen Gelenke enzymhaltige Salben, z. B. Wobenzym N Salbe, oder die auf pflanzlicher Basis hergestellte Sanus-Pasta-Forte Salbe.

Nach Abklingen der akuten Beschwerden eignen sich im chronischen Stadium:

- Auroanalin forte Salbe
- Cefarheumin N Salbe
- Flamyar Salbe

Umschläge, Wickel und Packungen

Bei heißen und geröteten Gelenken helfen langliegende feuchtkalte Lehm- oder Heilerdeumschläge (z. B. Luvus Heilerde), die erst abgenommen werden, wenn sie getrocknet sind. Weiterhin eignen sich kühle Zinnkrautumschläge, die ebenfalls mehrfach täglich, im hochakuten Stadium auch stündlich, aufgelegt werden können. Getrocknetes Zinnkraut kann ebenso wie die Heilerde in jeder Apotheke bezogen werden. Nähere Informationen zur Wirkung von Zinnkraut finden Sie auf S. 75).

Vitamine, Mineralien, Spurenelemente

Im chronischen Stadium empfiehlt sich täglich die nachfolgende Supplementierung:
- Vitamin E: 600 mg als Dauertherapie
- Vitamin C: ca. 1 g, insbesondere zur Kollagenproduktion
- Vitamin A: 15 000 IE (= Internationale Einheiten) Beta-Carotin
- Selen: 50–100 µg
- Zink: 50–75 mg

Selen nie gleichzeitig mit Vitamin C einnehmen und nie überdosieren! Gesamtdosis immer auf mehrere Einzeldosen verteilen und über den Tag hinweg einnehmen.

Im akut-entzündlichen Stadium sollte die tägliche Dosis von Vitamin E und C für ca. 4 Wochen erhöht werden, um eine Verkürzung dieser Phase, aber auch der Schmerzzustände zu bewirken:
- Vitamin E: ca. 1200 mg
- Vitamin C: 1–6 g

Bei schweren Verlaufsformen empfehlen sich auch Vitamin-C-Injektionen oder -Infusionen, die natürlich nur von einem erfahrenen Behandler durchgeführt werden sollten.

Therapien, die nur durch einen Behandler angewendet werden sollten

- Durch **Akupunktur** lassen sich auch bei der chronischen Polyarthritis Schmerzzustände erfolgreich lindern oder beseitigen
- **Eigenbluttherapie:** Zu Beginn der Behandlung sollten zunächst nur sehr kleine Mengen Eigenblut verabreicht werden, um eine mögliche Erstver-

schlimmerung zu vermeiden. Begonnen wird mit einer Dosis von 0,2 ml. Mit einem Abstand von 5 Tagen sollte die Dosis wie folgt erhöht werden:
1. Injektion 0,2 ml – injektionsfreies Intervall von 5 Tagen
2. Injektion 0,3 ml – "
3. Injektion 0,5 ml – "
4. Injektion 1,0 ml – "
5. Injektion 1,5 ml – "
6. Injektion 2,0 ml – "

Je nach Schwere der Erkrankung sind 50–80 Eigenblutinjektionen notwendig. Ein zumeist schnellerer und auch nachhaltigerer Erfolg lässt sich durch die Zugabe von speziellen homöopathischen Präparaten erzielen, die zusammen mit dem Eigenblut in den Gesäßmuskel gespritzt werden. Hierzu empfehlen sich je nach Reaktionslage des Patienten z. B.:
- Cefarheumin Ampullen oder
- Juv 110 Injektionslösung oder
- Rhus tox olpx Ampullen

Bei schweren chronischen Formen der Polyarthritis, bei denen der Schmerz im Vordergrund steht, empfehlen sich UV-bestrahlte Eigenblutinjektionen.

- **Krankengymnastik/Bewegungstherapie:** Unmittelbar nach der Diagnose sollte eine gezielte Einzelkrankengymnastik eingeleitet werden, die nach dem Erlernen auch zu Hause fortgesetzt werden kann. Zum Einstieg in eine danach folgende Gruppengymnastik eignet sich besonders die Krankengymnastik im Wasser, die von den meisten Patienten im Gegensatz zur Trockengymnastik schmerzfrei durchgeführt werden kann.
- **Manuelle Lymphdrainage** s. S. 106.
- **Massagen:** Die chronische Polyarthritis reagiert im entzündungsfreien Stadium günstig auf milde und vorsichtig durchgeführte Massagen. Massagen verbessern die Gewebsverhältnisse, steigern die Ausleitung von Schadstoffen aus dem Bindegewebe und die periphere Durchblutung.
  Bei Patienten, die längere Massageserien erhalten, ist zusätzlich Schmerzlinderung und eine deutlich geringere Entzündungsneigung nachzuweisen, die zu einer Reduzierung antirheumatischer Medikamente führen kann. Massagen führen zu verbesserten vegetativen und immunologischen Verhältnissen und beugen den sehr häufig auftretenden Muskelverkürzungen (Kontrakturen) vor.
- **Neuraltherapie** zur Beseitigung von Störfeldern (s. S. 106).
- **Thymustherapie:** Zur Umstimmung des Immunsystems und eine verbesserte Abwehr können je nach spezifischer Reaktionslage verschiedene Thymuspräparate (Tabletten, Injektion) eingesetzt werden (s. auch S. 108).

Morbus Bechterew – Spondylitis ankylosans

Im deutschsprachigen Raum hat sich für die Krankheit »Spondylitis ankylosans« (Sp. A., Pierre-Marie-Strümpell-Erkrankung) der Name »Morbus Bechterew« eingebürgert (»Morbus« lat. Krankheit); die Bezeichnung »Bechterew« erinnert an den russischen Arzt Bechterew, der sich im vergangenen Jahrhundert mit den rheumatischen Erkrankungen der Wirbelsäule beschäftigt hat.

Morbus Bechterew ist eine chronisch-entzündliche Erkrankung der bindegewebigen Anteile des Skeletts, welche in erster Linie die kleinen Wirbelgelenke der Wirbelsäule befällt, aber im Prinzip eine Erkrankung des gesamten Körpers darstellt. Das schubweise auftretende Entzündungsgeschehen führt langfristig zu einer steifen Verknöcherung bzw. Einsteifung der gesamten Wirbelsäule. Darüber hinaus können bei dieser Erkrankung zusätzlich auch andere Gelenke von dem Entzündungsgeschehen betroffen werden. In der Mehrzahl der Fälle handelt es sich hierbei um die Schulter- oder Hüftgelenke, die zumeist beidseitig von einer Gelenkentzündung befallen werden.

Von Morbus Bechterew sind 1–2% der Bevölkerung betroffen, wobei die Erkrankung bei beiden Geschlechtern gleich häufig vorkommt. Während sich jedoch bei den meisten erkrankten Frauen nur selten das Vollbild der Krankheit entwickelt, sind vor allem junge Männer zwischen dem 18. und 30. Lebensjahr von einem raschen und schweren Krankheitsverlauf betroffen.

Meistens verläuft die Erkrankung bei frühem Krankheitsbeginn (um das 20. Lebensjahr) schwer, bei späterem Krankheitsbeginn, z. B. um das 40. Lebensjahr, milder und oftmals auch ohne vollkommene Einsteifung. Leider vergehen auch heutzutage noch durchschnittlich 7 Jahre vom Beginn der Erkrankung bis zur Diagnose und der dann beginnenden Behandlung. In nicht wenigen Fällen durchlaufen Patienten eine jahrelange Odyssee durch Arztpraxen, um dann nach der 5. oder 6. Diagnose endlich den wahren Grund für ihre Beschwerden zu erfahren.

Mögliche Krankheitsursachen

Wie bei vielen Erkrankungen des rheumatischen Formenkreises muss auch beim Morbus Bechterew davon ausgegangen werden, dass es sich um eine Autoimmunerkrankung mit erblicher Disposition handelt. Die Erkrankung tritt familiär gehäuft auf, d. h. eine Neigung zu dieser Erkrankung wird in der

Regel vererbt. Es gilt heute als gesichert, dass eine erbliche Veranlagung (Disposition) die Basis für die Erkrankung darstellt. Diese Veranlagung zeigt sich darin, dass bei mehr als 90% der bereits Erkrankten ein bestimmter Immunmarker, das Antigen HLA-B27 (Human-Leukozyt B27) vorhanden ist.

Damit die Erkrankung zum Ausbruch kommen kann bedarf es allerdings noch zusätzlicher krankheitsauslösender und -unterhaltender Faktoren:

- Herderkrankungen bzw. Fokaltoxikosen, insbesondere Sinusitis (chronische Stirnhöhlenentzündungen), Tonsillitis (chronische Mandelentzündung), Zahnherde (z.B. devitalisierte Zähne nach Wurzelbehandlung) und entzündliche, oftmals unterschwellig verlaufende Prostataentzündungen (Prostatitis)
- Erbgifte (Pocken, Syphillis, Pest o.ä.)
- Schwermetallbelastung (z.B. Amalgamfüllungen, Bleivergiftungen durch Bleiwasserrohre in älteren Häusern o.ä.)
- Leber-Darm-Erkrankungen, Darmdysbiosen und Darmdyspepsien
- Geopathien, Elektrosmog, elektromagnetische Störfelder,
- Schwere Viruserkrankungen, Infektionen

Behandlung des Morbus Bechterew

Wie im Abschnitt »Grundregeln der Rheumatherapie« (S.11) ausführlicher beschrieben, ist es bei fortgeschrittener Erkrankung in jedem Falle unumgänglich, auch nach krankheitsauslösenden bzw. -unterhaltenden Faktoren zu fahnden und diese soweit als möglich auszuschalten. Für die naturheilkundlich orientierte Basisbehandlung des Morbus Bechterew gelten die Grundregeln jeder Rheumatherapie, wie sie zu Anfang des Buches beschrieben werden.

Die nachfolgenden Therapievorschläge lassen sich miteinander kombinieren, können aber auch einzeln angewendet werden.

Atemtherapie

Die Atemtherapie hilft dem Erkrankten, seine eingeschränkte Atemkapazität zu erweitern. Ein Atemtherapieprogramm sollte immer unter Aufsicht eines geschulten Therapeuten erlernt werden und später mehrmals am Tage für die Dauer von etwa 10 Minuten durchgeführt werden. Das Behandlungsprogramm, das nach einem Atembefund zusammengestellt wird, sollte auf den individuellen Krankheitsfall abgestimmt sein. Rauchverbot und viel Bewegung an der frischen Luft sind für Bechterew-Patienten von großer Wichtigkeit.

Bäder

- Solebäder
- Schwefelbäder
- Moorbäder bzw. Moorschwebebäder
- Weidenrindenextraktbäder
- Luftperl- oder Sprudelbäder

Lesen Sie hierzu auch das Kapitel »Bäderheilkunde», S. 38.

Biochemie nach Dr. Schüßler

Während der akut-entzündlichen Phase bzw. während des Schubes mit starken Schmerzzuständen s. S. 44.

Im chronischen Krankheitsstadium eignen sich als Dauermedikation (3- bis 4-mal täglich 1 Tablette im Mund zergehen lassen):

- Calcium phosphoricum D6 (Verschlimmerung nachts und in der Ruhe) oder
- Natrium chloratum D6 (Verschlimmerung am Morgen, durch feucht-kühles Wetter; viel Durst, Verlangen nach Gesalzenem) oder
- Ferrum phosphoricum D6 (Verschlimmerung nachts und durch Wärme)

Elektrotherapie

Patienten mit starken chronischen Schmerzen können Schmerzlinderung durch ein TENS-Gerät erreichen (s. S. 103).

Enzymtherapie

In der Anfangsphase der Behandlung 15–18 Dragees Mulsal N pro Tag, die auf 4 Gaben (z. B. 4 × 4 Dragees) verteilt werden sollten.

Als Langzeittherapie werden im Allgemeinen 3 × 3 oder 3 × 4 Dragees pro Tag eingenommen. Während eines akuten Krankheitsschubes können kurzfristig bis zu 24 Dragees pro Tag verordnet werden. Weitere Empfehlungen s. S. 52.

Ernährungstherapie

Im Wesentlichen gelten die folgenden Empfehlungen (s. auch »Ernährungstherapie«, S. 54):

- Verzicht auf Fleisch und Bevorzugung von Fisch
- Reichlich frisches Gemüse

- Ausschließliche Verwendung von kalt gepressten Ölen und Fetten mit hohem Anteil an ungesättigten Fettsäuren
- Meidung von Weißmehlprodukten und Backwaren aus Auszugsmehl
- Ausreichende Flüssigkeitszufuhr, d. h. mindestens 2–3 Liter Flüssigkeit am Tag; bevorzugt Mineralwässer und Kräutertees

Günstig bei akut-entzündlichen Prozessen wirken 2–3 g Fischölfettsäuren pro Tag (= 4–6 Kapseln je 0,5 g); zur Prophylaxe 1 g pro Tag; 1 g Fischöl ist z. B. in 120 g Dorsch oder 50 g Lachs enthalten (s. auch S. 58).

Um Blutüberfüllung der Beckenorgane zu vermeiden ist für einen regelmäßigen Stuhlgang zu sorgen.

Verzicht auf Milchprodukte

Wie in einer 1994 veröffentlichen belgischen Studie bestätigt wurde, führt eine milchproduktfreie Diät bei mehr als 50% der Erkrankten zu einer entscheidenden Verbesserung des Krankheitsverlaufes und zu einer Milderung bestehender Entzündungen. Bei einer derartigen Diät muss allerdings darauf geachtet werden, dass das für die Knochen notwendige Calcium auf anderem Wege, z. B. duch Calciumtabletten zugeführt wird.

Heilpflanzen/Phytotherapie

- Brennnessel- oder Birkenblättertee zur Ausleitung von Schadstoffen
- Löwenzahntee stärkt die Leber- und Gallenfunktion

Bei bestehenden entzündlichen Geschehen, insbesondere im akuten Schub:

- Teufelskrallentee oder -extrakt in Form von Kapseln
- Weihrauchpräparate

Die bei der Behandlung der chronischen Polyarthritis genannten Teerezepte (s. S. 125) eignen sich auch zur begleitenden Behandlung des Morbus Bechterew.

Bei bestehender chronischer Prostataerkrankung:

- Kürbiskernpräparate und reichlich Vitamin B
- Tee aus gleichen Teilen Bruchkraut, Bärentraubenblätter, Leinsamen, Liebstöckelwurzel; je 1 Teelöffel auf 1½ Tassen Wasser, 15 Minuten kochen; mehrmals täglich 1 Tasse trinken.

Heilwässer

Es empfehlen sich regelmäßige Trinkkuren mit Heilwässern mit Calcium-Magnesium-Hydrogencarbonatwässern, schwefel- und jodhaltigen Wässern. Jodhaltige Wässer sollten jedoch nur nach Absprache mit dem Behandler getrunken werden. Genauere Informationen finden Sie im entsprechenden Kapitel »Heilwässer«, S. 77).

Homöopathie

Empfohlene Einzelhomöopathika für das akute Stadium (entzündlicher Schub)

Aconitum napellus (Blauer Eisenhut) D4, Dilution	
Symptomatik	Hochakute, unvorhergesehene, ohne Ankündigung eintretende Entzündungsphase (Schub), Temperaturerhöhung oder Fieber, allgemeines Unwohlsein und Symptome wie zu Beginn eines Infektes.
Modalitäten	Verschlimmerung bei Nacht.
Dosierung	Hochakut: viertelstündlich 4 Tropfen für maximal 2 Tage, danach stündlich 7 Tropfen bis zur Besserung.
Hinweis	Falls die Wirkung nachlässt, sollte auf ein weiteres passendes Mittel umgestellt werden. Bei passender Symptomatik kann Aconitum auch im Wechsel mit Bryonia eingenommen werden.

Aesculus hippocastanum (Rosskastanie) D4, Dilution	
Symptomatik	akute Schmerzen im Lendenwirbelsäulen- und Kreuzbeinbereich, die auch wandern können.
Modalitäten	Verschlimmerung durch Gehen, Stehen und morgens.
Dosierung	4-mal täglich 7 Tropfen.

Empfohlene Einzelhomöopathika für das chronische Stadium

Gnaphalium polycephalum (Vielköpfiges Ruhrkraut) D3, Dilution	
Symptomatik	Lendenwirbelsäulenschmerzen, die in die Extremitäten ausstrahlen und mit Taubheitsgefühlen einhergehen können; gleichzeitig bestehende Prostataerkrankung.
Modalitäten	Verschlimmerung bei Nacht, durch Liegen, Gehen, feuchte Kälte.
Dosierung	3- bis 4-mal täglich 5 Tropfen.

Rhododendron (Alpenrose) D4, Dilution	
Symptomatik	Reißende und ziehende Rückenschmerzen, die in die Extremitäten ausstrahlen können; besonders betroffen sind Hals- und Nackenmuskeln.
Modalitäten	Verschlimmerung morgens, in der Ruhe, nach Weingenuss, bei nasskaltem Wetter.
Dosierung	3- bis 4-mal täglich 5 Tropfen.

Rhus toxicodendron (Gift- oder Wurzelsumach) D12, Dilution	
Symptomatik	Hauptschmerz im Lendenwirbel- und Kreuzbeinbereich; Gefühl »eingerostet« zu sein; Steifigkeit des gesamten Rückens.
Modalitäten	Verschlimmerung in der kalten Jahreszeit, bei Abkühlung. Besserung durch gelinde Wärme und sobald »eingelaufen«.
Dosierung	3- bis 4-mal täglich 7 Tropfen.

Einzelmittel bei gleichzeitig bestehender chronischer Prostatitis

Acidum picrinum D6, Dilution im Wechsel mit Staphisagria D6, 4-mal täglich 7 Tropfen. Ebenfalls geeignet sind Sepia D10, Populus tremoloides D2 oder Sabal serrulatum als Urtinktur.

Einzelmittel bei gleichzeitig bestehender Sinusitis (Stirnhöhlenentzündung)

Calcium sulfuricum D4, Dilution, falls das Sekret eitrig ist; Cinnabaris D12, Kalium bichromicum D6, Trituration (Pulver), täglich 3-mal eine kleine Messerspitze im Mund zergehen lassen und täglich 1 Prise in jedes Nasenloch.

Einzelmittel bei bestehender Iridozyklitis (Regenbogenhautentzündung)

Quarz D6, Dilution, 2- bis 3-mal täglich in jedes Auge jeweils 1–2 Tropfen träufeln. Auch zur Vorbeugung.

Komplexhomöopathika
- Bicomplex SM Tropfen, Nr. 125 oder
- China Homaccord Tropfen oder
- Symphytum Tropfen (Infirmarius-Rovit) oder
- Rheuma-Hevert Tropfen oder

Als Basistherapie zur Entgiftung über Niere, Darm und Leber
- Derivation H Tabletten, in Verbindung mit dem leberstärkenden Komplexhomöopathikum Heparano N Dragees oder Gellum-Tropfen

Radontherapie

Schmerz- und Entzündungsfreiheit sowie verbesserte Beweglichkeit für bis zu 12 Monate kann durch eine »Radontherapie« in einem entsprechenden Heilstollen bewirkt werden. Lesen Sie hierzu auch das entsprechende Kapitel auf S. 87.

Salben und Einreibungen

Zur lokalen Behandlung der schmerzenden und verspannten Muskulatur können im schubfreien Stadium durchblutungsfördernde und stoffwechselverbessernde Salben angewendet werden:
- Lomazell forte N Salbe
- Rheumatismus Salbe oder Öl
- Cefarheumin N Salbe

Umschläge, Wickel und Packungen

Im nichtentzündlichen Stadium:
- Lehmpackungen
- Heublumenpackungen und/oder
- Fangopackungen

Vitamine, Mineralien, Spurenelemente

Regelmäßige Einnahme von Vitamin E in Kombination mit Vitamin C und Selen (s. »Vitamine«, S. 90) kann Schmerzen entscheidend lindern und so zu einer Senkung des Medikamentenverbrauchs führen. Erfolge wurden bereits mit einer täglichen Einnahme von 400 mg Vitamin E erzielt.

Therapien, die nur durch einen Behandler angewendet werden sollten

- **Akupunktur** (s. S. 104)
- **Eigenbluttherapie** (s. S. 105)
- **Elektrotherapie:** Als schmerzlindernd, durchblutungs- und stoffwechselverbessernd empfehlen sich u. a. Interferenzstrombehandlungen, Iontophorese und Reizstrombehandlungen, die von niedergelassenene Physiotherapeuten und Masseuren durchgeführt werden. Bewährt hat sich auch die regelmäßige Behandlung mittels einer Alphadyn-Matte, die in einigen Rheumakliniken und von niedergelassenen Therapeuten angeboten wird. Hydroelektrische Bäder: Stangerbad (Vollbad), Zellenbad (Teilbad).
- **Krankengymnastik:** Ihr kommt eine besonders wichtige Rolle zu, um die fortschreitende Versteifung der Wirbelsäule zu verhindern. Sie umfasst u. a. die Verbesserung der Beweglichkeit (Mobilisation) der Wirbelsäule, Kräftigung der Muskulatur, Korrektur von Fehlhaltungen und Atemverbesserung. Die beim Krankengymnasten/Physiotherapeuten erlernten Übungen sollten zu Hause konsequent weitergeführt werden.
- **Massage:** klassische Muskelmassage und Unterwassermassage
- **Neuraltherapie** (s. S. 106)

Osteoporose – eine unterschätzte Erkrankung

In der überwiegenden Mehrzahl sind Frauen in der Menopause betroffen. In den wenigsten Fällen erkennen die Betroffenen (aber auch ihre Behandler) bei den ersten Beschwerden und Vorzeichen, um welche Erkrankung es sich tatsächlich handelt. Nicht wenige Patienten berichten, dass ihre Osteoporose jahrelang als Ischialgie, Lumbalgie oder Wirbelsäulensyndrom diagnostiziert und behandelt wurde. Für die notwendige Behandlung der tatsächlichen Erkrankung ging hierdurch wertvolle Behandlungszeit verloren. Nach Mitteilung des Kuratorium Knochengesundheit e.V. leben derzeit sechs Millionen unbehandelte Osteoporosekranke in Deutschland, deren Zahl drastisch steigt. Auch die Weltgesundheitsorganisation (WHO) geht davon aus, dass sich die Anzahl der Erkrankten in den nächsten 3 Jahren sogar verdoppeln wird, wenn nicht gezielt von Kindesbeinen an Vorsorge betrieben wird. Schon heute lebt in fast jeder 3. Familie ein Osteoporosekranker, der medizinisch nicht versorgt wird.

»Osteoporose« leitet sich von dem lateinischen »os« = Knochen und dem griechischen »poros« = Loch ab. Unter Osteoporose versteht man eine fortschreitende Verminderung der Knochenmasse mit zunehmender Porosität der Knochen. Je nach Schweregrad der Erkrankung kommt es zu schmerzhaften Veränderungen und Deformierungen der betroffenen Knochen, die unter geringster Belastung brechen können. Statistisch gesehen kommt es besonders häufig nach einem Sturz z.B. zu Frakturen des Oberschenkelhalses, der unteren Brustwirbelsäule und der Unterarmspeiche.

Bewegung und Belastung bauen den Knochen auf.

Bewegung und Belastung sind grundlegende Faktoren, die die Tätigkeit von Knochenzellen bestimmen, die den Knochen ab- bzw. aufbauen: Osteoblasten bauen den Knochen unter Belastung und Bewegung auf, Osteoklasten bauen ihn bei Inaktivität ab. Körperliche Aktivität und Belastung sind also unabdingbare Voraussetzung für den Aufbau von Knochenmasse; belasten wir unseren Bewegungsapparat und unsere Knochen nicht, führt dies immer zum Abbau von Knochenmasse und damit zur Osteoporose.

Die Tätigkeit der auf- und abbauenden Knochenzellen wird von Parathormon, das von der Nebenschilddrüse gebildet wird, dem Hormon Kalzitonin und Vitamin D gesteuert. Parathormon und Vitamin D steigern den Calciumgehalt im Blut, Kalzitonin hingegen bewirkt einen Einbau des im Blut zirkulierenden Calciums in die Knochen.

Krankheitssymptome und Krankheitsfolgen

Anfangs zeigen sich Kreuz- und Rückenschmerzen mit verminderter Beweglichkeit der Wirbelsäule, die sich nach Belastung deutlich verstärken. Ruhen und Hinlegen bringt Besserung. Später bildet sich ein anfangs noch leichter Brustwirbelsäulenbuckel (Kyphose), der im Volksmund als Witwenbuckel bezeichnet wird, sowie ein verstärktes Hohlkreuz (Lendenlordose). Der Patient bemerkt häufig noch vor der eigentlichen Diagnose, dass er deutlich kleiner geworden ist. Zu diesem Zeitpunkt ist die Erkrankung allerdings schon in einem fortgeschrittenen Stadium und unbedingt behandlungsbedürftig. Durch die verminderte Knochenmasse kommt es bereits bei geringsten Belastungen zu Frakturen: Im Bereich der Wirbelsäule anfangs zu Einbrüchen der Deck- und Grundplatten, später auch zu Einbrüchen des gesamten Wirbelkörpers und zur Wirbelkörperkompressionen. Folgen sind neben Größenverlust auch eine reflektorisch verspannende Rückenstreckmuskulatur.

Akute Schmerzen sind häufig die Folge frischer Wirbelkörperfrakturen. Die chronischen Beschwerden, die sich bei Belastung verstärken, sind in der Regel auf die arthrotisch veränderten Zwischenrippengelenke und auf die extrem verhärtete und verspannte Rückenmuskulatur zurückzuführen. Für den Betroffenen ist es oftmals nicht möglich, zwischen frischen Frakturschmerzen und den typischen Osteoporoseschmerzen zu unterscheiden. Aus diesem Grund bleiben insbesondere Rippenfrakturen lange unentdeckt und werden erst bei Röntgenuntersuchungen zufällig entdeckt.

Mögliche Ursachen und Risikofaktoren für eine Osteoporose

Bei allen Menschen kommt es zu einer natürlichen altersabhängigen Abnahme der Knochensubstanz. Dieser natürliche Knochensubstanzverlust führt in der Regel im Gegensatz zur Osteoporose zu keinen nennenswerten Beschwerden. Von einer Osteoporose wird dann gesprochen, wenn die Knochenmasse aufgrund verschiedener zusätzlicher Faktoren über die Norm hinaus soweit abgenommen hat, dass es zu einer erhöhten Knochenbrüchigkeit kommt.

Wie man bereits seit vielen Jahren weiß, tritt die Osteoporose familiär gehäuft auf, d. h. es liegt eine »Disposition« (Krankheitsneigung) vor, die ausreicht, um diese Krankheit hervorzurufen, falls weitere krankheitsverstärkende Faktoren bzw. Risikofaktoren hinzukommen. Aber auch ohne Disposition kann es durch Kumulierung der nachfolgenden Risikofaktoren zur Osteoporose kommen:

- Frühzeitiger Beginn der Wechseljahre (Menopause) schon deutlich vor dem 50. Lebensjahr
- Ausbleiben der Monatsblutung für einen Zeitraum von mehr als einem Jahr
- Langjährige Einnahme der Antibabypille, insbesondere der Mikropille
- Operative Entfernung der Eierstöcke vor der Menopause (Totaloperation)
- Fehlernährung, häufige einseitige Diäten und dadurch bedingte chronisch niedrige Calciumzufuhr sowie Eiweißmast
- Bewegungsmangel, Inaktivität, Bettlägrigkeit, krankheitsbedingte Schonung
- Erkrankungen des rheumatischen Formenkreises, z. B. Morbus Bechterew, Arthritis, Arthrosen, mit krankheitsbedingter Inaktivität
- Chronische Allgemeinerkrankungen sowie Leber- und Darmerkrankungen bzw. Erkrankungen, die die Calciumresorption hemmen
- Medikamente, die die Calciumaufnahme hemmen oder verhindern
- Alkohol- und Nikotinmissbrauch, z. B. mehr als 1 Packung Zigaretten pro Tag
- Leichter Körperbau und Untergewicht
- Aus naturheilkundlicher Sicht: Gewebsübersäuerung

Behandlung der Osteoporose

Eine wirkungsvolle naturheilkundliche Therapie basiert auf den nachfolgenden Behandlungssäulen:

- Regulierung des Säure-Basen-Gleichgewichts
- Bewegung/Bewegungstherapie
- Ernährungsumstellung (Calcium und Vitamin D, phosphatarm)
- Symbioselenkung
- Naturheilkundliche Behandlungsverfahren

Allgemeine Maßnahmen

Eine harte Matratze stützt die Wirbelsäule und hilft, Schmerzen zu lindern.

Bewegungstherapie

Bewegung und körperliche Aktivität ohne Belastung führen zum Knochenaufbau. Als Einstieg für bereits Betroffene ist die Wassergymnastik geeignet, die unter fachlicher Anleitung durchgeführt werden sollte, z. B. in einer Osteoporose-Selbsthilfegruppe der Rheumaliga, des Roten Kreuzes oder des Arbeiter-Samariter-Bundes. Zu Hause sollten zusätzlich krankengymnastische Übungen durchgeführt werden.

Elektrotherapie

Zur Dauer- und Selbsttherapie akuter und chronischer Schmerzen eignet sich die transkutane elektrische Nervenstimulation (TENS, s. auch S. 103).

Ernährungstherapie

Ernähren Sie sich calciumreich (s. auch S. 97)
Der durchschnittliche Tagesbedarf für Calcium beträgt bei Osteoporosedispositon, bestehender Osteoporose, bei Frauen in den Wechseljahren und bei älteren Menschen 1 300–1 700 g/Tag.

Zu den calciumreichen Lebensmitteln gehören: grüne Blattsalate und Gemüsesorten (Grünkohl, Brokkoli, Lauch, Kresse, Löwenzahnblätter), Milch und Milchprodukte, Hartkäse.

> Dunkelgrüne Salatblätter haben einen höheren Calciumgehalt als die hellgrünen Blätter aus dem Inneren des Salates. Sollten Sie Kuchen, Brot oder Brötchen backen, geben Sie dem Teig immer etwas Magermilch hinzu.

Viele Medikamente, z. B. Aspirin, Tetrazyklin oder Furosemid hemmen die Calciumaufnahme über den Darm. Lesen Sie deshalb vor einer Medikamenteneinnahme genau den Beipackzettel oder informieren Sie sich bei Ihrem Apotheker oder Arzt.

Sparen Sie Eiweiß und Phosphat
Neben Calcium benötigen unsere Knochen zusätzlich auch Phosphor und Eiweiß (Proteine). Die optimale Eiweißmenge liegt nach Empfehlung der Deutschen Gesellschaft für Ernährung bei 0,8 g/kg Körpergewicht, z. B. 64 g Eiweiß bei einer 80 kg schweren Person. Die optimale Phosphormenge wird mit 1200–1400 mg für einen Erwachsenen angegeben. Werden diese Optimalwerte überschritten,stärkt dies *nicht* die Knochen, sondern bewirkt das Gegenteil: Eine erhöhte Eiweißzufuhr führt zu einer erhöhten Calciumausscheidung und gleichzeitig zu einer verminderten Rückresorption über die Nieren. Eine erhöhte Phosporzufuhr hemmt die Aufnahme von Calcium über den Darm und führt damit zu einem vermehrten Knochenabbau und damit zu Osteoporose.

> Vermeiden Sie eine zu hohe Eiweißaufname und Lebensmittel mit hohem Phosphatgehalt, z. B. Fleisch, Wurst und Schmelzkäse; achten Sie auch auf evtl. Phosphatzusätze in Lebensmitteln.

Ansonsten gelten bei Osteoporose die gleichen Ernährungsempfehlungen wie bei allen anderen Erkrankungen des rheumatischen Formenkreises (s. S. 54).

Heilpflanzen/Phytotherapie

Phytodolor, Aconitum Similiaplex, Steirocall (rezeptfrei in der Apotheke).

Homöopathie

Empfohlene Einzelhomöopathika

Calcium carbonicum Hahnemanni D12, Tabletten	
Symptomatik	Schmerzen meist krampfartig; Knochen und Gelenkschmerzen.
Modalitäten	Verschlimmerung bei Witterungswechsel, insbesondere feucht- und nasskalter Luft, beim Waschen mit kaltem Wasser, am frühen Morgen/Vormittag, nach geistiger Anstrengung; Besserung unmittelbar nach dem Aufstehen und nach dem Essen.
Dosierung	2-mal täglich eine Tablette als Langzeittherapie.
Hinweis	Wirkt eher bei Patienten mit blasser, wachsartiger Haut und aufgedunsenem Gesicht und nur bei längerer Anwendung.

Calcium fluoratum D12, Tabletten	
Symptomatik	Schmerzen und Neigung zu Frakturen (Knochenbrüche) bzw. Erkrankung mit bereits bestehenden Frakturen.
Modalitäten	Schlechter durch Kälte und feuchtes Wette; besser durch Wärme.
Dosierung	2-mal täglich eine Tablette als Langzeittherapie.
Hinweis	Wirkt eher bei Patienten mit Bindegewebsschwäche, unruhigem, fahrigem Charakter und eingesunkenem Aussehen. Ist auch ein Schüßler'sches Funktionsmittel (Biochemie). Wirkt langsam und muss über einen längeren Zeitraum eingenommen werden.

Calcium phosphoricum D12, Tabletten	
Symptomatik	Schmerzen nach Frakturen (Knochenbrüche), fördert die Kallusbildung, d. h. die Heilung von Frakturen.
Modalitäten	Schlechter bei Nacht und in der Ruhe.
Dosierung	2-mal täglich eine Tablette als Langzeittherapie.
Hinweis	Passt eher bei blassen, blutarmen, nervösen, schwachen und leicht ermüdbaren Patienten.

Silicea (Kieselsäure) D12 oder D30, Tabletten	
Symptomatik	Passt neben Calcium carbonicum für Knochenleiden aller Art.
Modalitäten	Verschlimmerung abends und nachts, durch Bewegung, durch Kälte oder Erkältung, bei Wetterwechsel, durch Druck; Besserung durch Wärme.
Dosierung	In der D12 2-mal täglich 1 Tablette; in der D30 als Ergänzungsmittel 1-mal wöchentlich 1 Tablette.
Hinweis	Eignet sich besonders in Kombination mit Calcium carbonicum, C. fluoratum und C. phosphoricum.

Komplexhomöopathika

Als Basistherapeutika eignen sich u.a.:

- Calcium phosphoricum/Synergon Nr. 21 (als Konstitutionsmittel)
- Calcivitan Similiaplex (bei Calciumaufnahmestörungen des Darmes)
- Chiroplexan H (Knochenaufbau und Bandscheibenmittel, auch als Injektion)
- Mucokehl oder
- Nigersan oder
- Steirocall Tropfen (auch als Injektion)

Vitamine, Mineralien, Spurenelemente

Vitamin D kann durch entsprechende Ernährung (s. S. 94) und durch entsprechende Präparate (Apotheke) zugeführt werden. Da der Körper unter Sonnenbestrahlung auch selbst Vitamin D bilden kann sollten sich Osteoporotiker bzw. Menschen mit entsprechender Disposition in den Sommermonaten täglich 15–20 Minuten im Sonnenlicht bewegen. In den Wintermonaten kann ersatzweise ein Solarium aufgesucht bzw. eine künstliche UV-Bestrahlung durchgeführt werden.

Therapien, die nur durch einen Behandler angewendet werden sollten

- **Elektrotherapie:** Zur Linderung akuter und chronischer Schmerzen empfehlen sich diadynamische Ströme (Kombination DF und CP Ströme) bzw. analgetische (100 Hz) Ströme, mit denen die gesamte Wirbelsäule behandelt werden sollte. Ebenfalls empfehlenswert ist das Stangerbad. Die Behandlungen werden auf Rezept in Massage- oder Krankengymnastikpraxen sowie in entsprechenden Krankenhäusern durchgeführt.

- **Krankengymnastik** (Trocken- oder Wassergymnastik): Es sollten muskelentspannende und muskelaufbauende Übungen für die Rücken- und Bauchmuskulatur durchgeführt werden.
- **Lasertherapie:** Softlaserscanner haben, wie erst kürzlich durch Zufall entdeckt wurde, eine außergewöhnlich positive Wirkung auf den Knochenstoffwechsel. Selbst bei fortgeschrittener Osteoporose hilft diese Therapie, die Tätigkeit der aufbauenden Knochenzellen (Osteoblasten) enorm anzuregen und damit dem fortschreitenden Knochensubstanzverlust entgegenzuwirken. Da diese Geräte nur einen kleinen Behandlungsradius haben, ist es bei einer fortgeschrittenen bzw. generalisierten Osteoporose nicht möglich, alle betroffenen Wirbelkörper oder Knochen zu behandeln.
- **Massagen:** Zur Lösung der mit dieser Erkrankung einhergehenden Verspannungen eignen sich vorsichtige, drucklos ausgeführte Massagen, bevorzugt im Sitzen.

Der Masseur sollte vor der Massage auf das Krankheitsbild hingewiesen werden!

Schmerztherapien bei Osteoporose

- Akupunktur
- Baunscheidtieren im Schmerzbereich
- Neuraltherapie, Quaddelungen entlang und beiderseits der Wirbelsäule durch einen erfahrenen Therapeuten
- Schröpfen entlang der Wirbelsäule

Weichteilrheumatismus – die Fibromyalgie

Allgemeines zum Weichteilrheumatismus

Auch hier handelt es sich um eine Vielzahl von unterschiedlichen Erkrankungen. Weichteilrheumatismus betrifft nicht die Gelenke des Körpers, sondern die gelenknahen Gewebe, also all das, was sich um ein Gelenk herum befindet, z. B.:

- Knochenhaut (Periostitis)
- Schleimbeutel (Bursitis)
- Sehnen und vor allem Sehnenansätze (Tendinose, Tendinitis, Tendovaginitis)
- Muskulatur (Myositis, Myopathie)
- Fettgewebe (Pannikulose)
- Nerven (Neuritis, Neuropathie)

Bei diesen Begriffen handelt es sich um Sammelbezeichnungen, hinter denen sich wiederum eine Reihe von verschiedenen Erkrankungen verbergen, z. B. die Schulter-Arm-Steife (Periarthopathia humeroscapularis), der Tennis- bzw. Golferellenbogen (Epicondylitis humeri oder E. ulnaris) oder die Erkrankung der Hüftgelenksweichteile (Periarthritis coxae).

Im Gegensatz zu vielen rheumatischen Erkrankungen führen weichteilrheumatische Erkrankungen nicht zu Verkrüppelungen. Dessen ungeachtet sind alle weichteilrheumatischen Erkrankungen mit Schmerzen verbunden und können zu einer starken Bewegungseinschränkung und Minderung der Arbeitsfähigkeit und Lebensqualität führen.

Die Fibromyalgie zählt zu den weichteilrheumatischen Erkrankungen. Ca. 3% der Weltbevölkerung, und hiervon überwiegend Frauen (Verhältnis zu Männern 9:1) sind von dieser Erkrankung betroffen. Statistisch gesehen leiden Frauen im Klimakterium (Wechseljahren) bzw. im 5. Lebensjahrzehnt überproportional häufig an dieser Erkrankung. Betrifft die Fibromyalgie neben der Muskulatur im besonderen Maße auch die Muskelsehnenansätze, wird sie auch häufig als generalisierte Tendomyopathie (GTM) bezeichnet.

Obwohl Weichteilrheumatismus und damit auch die Fibromyalgie nicht zu Veränderungen in oder an den Gelenken führt sind die Beschwerden und Schmerzen, die der Betroffene empfindet, durchaus vergleichbar mit denen bei einer chronisch rheumatischen Erkrankung. Bei Laboruntersuchungen lassen sich im Allgemeinen weder Rheumafaktoren noch Entzündungsparameter wie z. B. erhöhte Blutsenkungsgeschwindigkeit, erhöhtes C-reaktives Protein oder Leukozytenerhöhung nachweisen. Diese Tatsache erschwert nicht nur die Diagnose, sondern führt auch häufig dazu, dass dem Patienten unterstellt wird, dass er sich die Erkrankung nur einbildet.

Hauptsymptome der Erkrankung

Chronische, ziehende und vor allem stechende Schmerzzustände der Muskulatur und Sehnenansätze sind ein typisches Zeichen. Einige Patienten berichteten, dass sie den Schmerz als »wie von einer Kreissäge verursacht« empfinden würden. Die Beschwerden zeigen sich am gesamten Körper, können sich aber hinsichtlich Schmerzintensität und Schmerzort verändern. Zusätzlich findet man:

- Allgemeine Steifigkeit der Gelenke
- Psychische Veränderungen in Form von Depressionen und Neurosen
- Schlaflosigkeit bzw. Ein- und Durchschlafstörungen, dadurch ständige Müdigkeit, besonders morgens und nachmittags
- Taubheitsgefühle mit wechselnder Lokalität
- Kälteempfindlichkeit am gesamten Körper
- Häufige Kopfschmerzen
- Angstzustände, aber auch (als Reaktion) Aggressionsbereitschaft
- Minderung der Libido, d. h. des sexuellen Interesses
- Verstärkung der Symptomatik durch körperliche und klimatische Einflüsse

Feuchtkaltes Wetter scheint bei der Mehrzahl der Betroffenen die Beschwerden zu verstärken, sie verbessern sich bei den meisten Patienten durch lokale Wärmeanwendungen, Entspannung und Ruhe.

Mögliche Krankheitsursachen

- Hormonelle Faktoren
- Klimatische Einflüsse
- Haltungsanomalien
- Übersäuerung des Bindegewebes wird aus ganzheitlich orientierter Sicht als häufigste Krankheitsursache und als wichtigster krankheitsunterhaltender Faktor angesehen.

Behandlung der Fibromyalgie

Allgemeine Maßnahmen

- Ruhe und Entspannung sind für Fibromyalgiepatienten von besonderer Wichtigkeit, deshalb bieten sich hier Entspannungsübungen an wie autogenens Training, progressive Muskelentspannung nach Jacobson, Musiktherapie, Yoga, Qi Gong oder Tai Chi usw., die der Patient unter einfühlsamer und kompetenter Führung z. B. in der Volkshochschule erlernen kann.
- Ebenfalls behandlungsbedürftig sind die für den Patienten sehr belastenden Schlafstörungen.
- Wärmeanwendungen werden in fast allen Fällen sehr gut vertragen und lindern die oft zermürbenden Beschwerden.
- Grundsätzlich sollte auf Reizmittel jeglicher Art verzichtet werden. Hierzu gehören scharfe Gewürze, Alkohol, Kaffee und Teesorten mit hohem Teinanteil (z. B. schwarzer Tee).

Schmerz bei Fibromyalgie

Die Schmerzen werden oftmals sehr anschaulich als tief, stechend, bohrend oder schneidend empfunden und geschildert. Wie Schmerz empfunden wird, ist von der Form der Schmerzverarbeitung abhängig. Ängstliche oder zu Depressionen neigende Patienten empfinden ihre Schmerzen deutlich stärker als fröhliche und lebensbejahende Menschen. Prof. Dr. Monika Hasenbring von der Kieler Universität fand heraus, dass bei depressiven Menschen deutlich weniger Endorphine (= körpereigene, opiatähnliche Stoffe, die schmerzhemmende Eigenschaften haben) ausgeschüttet werden. Wird der Schmerz als sehr stark empfunden, führt dies wiederum dazu, dass der Patient jegliche körperliche Aktivität vermeidet, was dann wieder zu einer Schwächung der Rückenmuskulatur und damit zu verstärkten Schmerzen führt.

Ausleitungstherapien

Bei der Fibromyalgie bzw. dem Weichteilrheumatismus kommt der Haut als »Entgiftungsorgan« eine besondere Bedeutung zu. Regelmäßige Saunabesuche oder das Benutzen einer Infrarotkabine führen bei vielen Betroffenen zu einer deutlichen Linderung der Beschwerden.

Der Weichteilrheumatiker muss Schwitzen lernen.

Ausleitung über den Darm können mittels regelmäßiger Einläufe (Klistiere) vom Betroffenen selbst durchgeführt werden. Entsprechende Gerätschaften können in jedem Sanitätshaus erworben werden. Zur Herstellung eines Einlaufes benutzt man warmes Wasser, das zur Hälfte mit Kamillentee gemischt wird. Zusätzlich sollten in der Flüssigkeit vor dem Benutzen 5 Globuli des Homöopathikums Arnica montana aufgelöst werden.

Grundsätzlich sollte auch für einen regelmäßigen, täglichen Stuhlgang durch eine entsprechende ballaststoffreiche Ernährung gesorgt werden, ggf. mithilfe von Weizenkleie. 1 Glas Wasser, sofort nach dem Aufstehen getrunken, ist oftmals schon ausreichend.

Bach-Blüten-Therapie

Mittels der Dr. Bach-Blüten-Therapie kann wirkungsvoll, aber nebenwirkungsfrei auf die an der Erkrankung beteiligte Psyche eingegangen werden. Mithilfe eines entsprechend geschulten Therapeuten oder in Eigenregie können Sie in der Liste auf S. 32 das oder die passenden Mittel auswählen.

Bäder

Die folgenden Bäder werden kurmäßig (2- bis 3-mal wöchentlich, insgesamt 10–12 Bäder) angewendet. Näheres über Wirkstoffe, Gegenanzeigen und die sachgemäße Anwendung der Bäder finden Sie im Kapitel »Bäderheilkunde« (S. 38).

- Rosmarinextrakt- oder Rosmarinölbad: Der durch die vermehrte Hautdurchblutung gesteigerte Bindegewebsstoffwechsel macht das Rosmarinbad zum idealen Behandlungsbad bei Fibromyalgie und allen anderen weichteilrheumatischen Erkrankungen. Entsprechende Extrakte bzw. Konzentrate auf Ölbasis können in Drogerien und Apotheken erworben werden.
- Moorbäder, Schlamm- und Schlickbäder oder Moorschwebebäder: Die entschlackende und entgiftende Wirkung auf den gesamten Körper und das Bindegewebe macht diese Bäder zum idealen Therapiebad bei allen chronischen rheumatischen Erkrankungen.
- Solebäder oder Salzbäder haben eine stoffwechselsteigernde, entsäuernde und damit entgiftende Wirkung auf den Organismus. Sie wirken schmerzlindernd, entkrampfend, vegetativ umstimmend und eignen sich zur unterstützenden Behandlung bei allen rheumatischen Erkrankungen.

Nach dem Baden sollte man sich für 20 Minuten ausruhen. Heiße Bürstenbäder zeigen ebenfalls gute Wirkungen.

Bewegungstherapie

Bewegung ist bei der Fibromyalgie von besonderer Wichtigkeit. Zu berücksichtigen ist allerdings, dass übertriebene Aktivität das Krankheitsbild ebenso verschlimmert wie extreme Inaktivität. Entspannungs- und Muskellockerungsübungen, bevorzugt im warmen Wasser (Bewegungstherapie im Thermalbad) lindern die Beschwerden.

Biochemie nach Dr. Schüßler

Zu Beginn der Behandlung mit Schüßler-Salzen empfiehlt sich für die Dauer von 1–2 Monaten

- Natrium phosphoricum D6 (Modalität: Verschlimmerung durch Bewegung, feucht-kaltes Wetter, fette Speisen).
  Dieses Mittel hat sich bestens als Neutralisationsmittel bei Überschuss an Säuren aller Art bewährt und steigert die Eliminierung von Stoffwechselendprodukten sowie die Ausscheidung von Harnsäure über die Nieren.

Zur anschließenden Dauertherapie empfehlen sich:

- Kalium sulfuricum D6 (Modalität: Verschlimmerung gegen Abend und in geschlossenen, warmen Räumen, besser in frischer Luft) im Wechsel mit
- Kalium chloratum D6 (Modalität: Wärme bessert; Bewegung, fette und gewürzte Speisen verschlimmern).

Beide Funktionsmittel haben nicht nur Einfluss auf die muskulären, sondern auch auf die psychischen Beschwerden bzw. Begleitsymptome, wie Depressionen, Ängstlichkeit, Melancholie u. ä. Kalium sulfuricum fördert alle Ausscheidungs- und Entgiftungsvorgänge im Körper und passt besonders zu Personen, die von ihrer Stimmung her traurig und ängstlich sind.

Dosierung

3- bis 4-mal täglich 1 Tablette. Diese sollten möglichst 1/2 Stunde vor oder eine Stunde nach dem Essen ohne zusätzliche Flüssigkeitszufuhr eingenommen werden.

Nähere Informationen finden Sie im Kapitel »Biochemie nach Dr. Schüßler«, S. 44).

Fiebertherapie

Schlenzbäder, bei welchen die Wassertemperatur langsam durch Zugabe von heißem Wasser auf 40–42 °C erhöht wird. Schlenzbäder sollten nur bei gesundem Herz-Kreislauf-System und unter Aufsicht einer weiteren Person durchgeführt werden (s. auch S. 60).

Heilpflanzen/Phytotherapie

Zur Linderung der Schmerzzustände empfehlen sich die folgende Teemischungen:

Teemischung 1
zu gleichen Teilen

- Goldrute (Herba Virgaureae)
- Weidenrinde (Cortex Salicis)
- Mädesüßblüten (Flores spiraeae)

1 gehäufter Teelöffel auf 1 Tasse Wasser, bis zum Kochen erhitzen und danach abseihen (nicht kochen!); täglich 3 Tassen trinken. Oder

Teemischung 2

- 100 g Zinnkraut (Equisetum arvense)
- 20 g Weidenrinde (Cortex Salicis)
- 70 g Birkenblätter (Folia Betulae)
- 60 g Borretschkraut (Herba Borraginis)

1 gehäufter TL in eine Teetasse und mit kochendem Wasser überbrühen. 10 Minuten ziehen lassen und dann abseihen. Der Tee sollte 2-mal täglich warm und ungesüßt getrunken werden.

Homöopathie

Empfohlene Einzelhomöopathika

Arnica montana (Bergwohlverleih) D12, Dilution	
Symptomatik	Zerschlagensheitsgefühl, geringste Berührung schmerzt, Gefühl ,als sei das Bett zu hart, körperliche Unruhe, Schwäche; Muskeln zu kurz; auch anfallsartige Schmerzen oder Brennschmerz.
Modalitäten	Verschlimmerung durch Berührung, Druck, Bewegung, Kälte und Sprechen.
Dosierung	3-mal täglich 5 Tropfen.

Aurum (Gold) D3, Globuli	
Symptomatik	Weichteilrheumatische Schmerzen mit Abneigung gegen Bewegung; Blutandrang zum Kopf mit Toben und Brausen, tiefste Schwermut und Verzweiflung, Jähzorn, Lebensüberdruss, Todessehnsucht, Selbstmordgedanken, aber auch Streitsucht.
Modalitäten	Verschlimmerung nachts und früh, durch geistige Anstrengung; Besserung durch Bewegung und Erwärmung. Wohlbehagen in freier Luft.
Dosierung	2-mal täglich 5 Globuli auf der Zunge zergehen lassen.
Hinweis	Passt nur, wenn die genannten Gemütssymptome vorhanden sind.

Cardispermum halicacabum (Herzsame) D3, Dilution	
Symptomatik	Weichteilrheumatische Schmerzen mit großer Druckempfindlichkeit und Hartspann.
Modalitäten	Schlechter durch Druck und Bewegung.
Dosierung	4-mal täglich 5 Tropfen als Langzeittherapie, bei starken akuten Beschwerden alle 2 Stunden 3 Tropfen.

Causticum Hahnemanni (Hahnemann'scher Ätzstoff) D6, Tabletten	
Symptomatik	Schmerz, Bewegungseinschränkung, Gefühl, als seien die Sehnen und Muskeln zu kurz; auch anfallsartige Schmerzen oder Brennschmerz.
Modalitäten	Verschlimmerung bei kaltem aber auch trockenem Wetter; Besserung bei Regen, trübem Wetter, durch kaltes Trinken.
Dosierung	3-mal täglich 1 Tablette.

Chelidonium (Schöllkraut) D6, Dilution	
Symptomatik	Muskel- und weichteilrheumatische Schmerzen, Schmerzen sind krampf- oder druckartig; besonders intensiv unter dem rechten Schulterblatt; Zunge mit roter Spitze und Rändern, gelb belegt.
Modalitäten	Verschlimmerung nach Bewegung und bei kalter Witterung; Besserung durch Druck (auf die Muskulatur), Ruhe, im warmen Zimmer und durch Essen.
Dosierung	4-mal täglich 5 Tropfen als Langzeittherapie.

Cimicifuga (Wanzenkraut oder Frauenwurzel) D6, Dilution	
Symptomatik	Muskel- und weichteilrheumatische Schmerzen, besonders im Rücken; Schmerzen sind lanzenstichartig.
Modalitäten	Bewegung verschlimmert.
Dosierung	4-mal täglich 5 Tropfen als Langzeittherapie.

Pulsatilla (Küchenschelle) D4, D12, Dilution	
Symptomatik	Wandernde Muskelschmerzen, die von einer Stelle zur anderen springen; passt besonders für Frauen mit hellen Augen und blonden oder rötlichen Haaren, die schnell weinen.
Modalitäten	Besser in kalter Luft und bei Anwendung von Kälte; schlimmer durch Wärme.
Dosierung	3- bis 4-mal täglich 5 Tropfen; nach 4 Wochen in der Verdünnung D12 3- bis 4-mal täglich 4 Tropfen.

Spiraea ulmaria (Echtes Mädesüß) D3, Dilution	
Symptomatik	Akutmittel bei wandernden Muskelschmerzen, Muskelrheumatismus.
Modalitäten	Bewegung verschlimmert.
Dosierung:	3-mal täglich 5 Tropfen.

Komplexhomöopathika

- Arnica Synergon 99
- Cosmochema Neuralgietropfen,
- Phytodolor Tropfen,
- Rheuma-Heel Tropfen.
- Salicort-R Tropfen.

Bei Frauen im Klimakterium empfiehlt sich gleichzeitig die Einnahme von

- Phyto-Hypophysan Tropfen. Dieses Komplexhomöopathika hat einen regulierenden Effekt auf das gesamtes Drüsensystem. Informieren Sie sich hierüber bei Ihrem Behandler oder Apotheker.

Zur Beseitigung der Schlafstörungen:

- Valerina comp. Hevert Tabletten; ca 1/2 Stunde vor dem Schlafengehen 3 Tabletten mit etwas Wasser, oder
- Avena sativa Synergon Nr. 168; abends 30 Tropfen

Als Teezubereitung hat sich eine Mischung zu gleichen Teilen aus Hopfen (Strobuli Lupuli) und Melisse (Folia Melissae) bewährt.

Salben und Einreibungen

Zur lokalen Schmerzbehandlung:

- Angocin Salbe
- Loarheumin Salbe
- Wobenzym N Salbe

Vitamine, Mineralien, Spurenelemente

Regelmäßige Einnahme von Vitamin E (200–400 mg/Tag) in Kombination mit Vitamin C und Selen (s. auch Kapitel »Vitamine«) kann Schmerzen entscheidend lindern und so zu einer Senkung des Medikamentenverbrauchs führen.

Zur Stärkung des »Nervenkostüms« empfehlen sich Vitamine der B-Gruppe, d. h. Vitamin B_1, B_6 und B_{12}.

Therapien, die nur durch einen Behandler angewendet werden sollten

- **Eigenbluttherapie** (s. s. 105)
- **Neuraltherapie** (s. s. 106)
- **Massagen:** Beim Weichteilrheumatismus ist Massage die wichtigste physikalische Therapie. Massagen bewirken eine Mehrdurchblutung und Entspannung der Muskulatur und unterstützen die Bindegewebsentschlackung und -entgiftung. Gleichzeitig beheben sie den lokal im Gewebe vorhandenen Sauerstoffmangel (Hypoxie), der ansonsten zu degenerativen Veränderungen an Muskel- und Bindegewebsstrukturen führt. Die Wirkungen der Massage lassen sich durch vorher durchgeführte Wärmeanwendungen, z. B. Fango oder Infrarotlicht, intensivieren.
- **Ausleitungstherapien:** Schröpfen, Baunscheidtbehandlung (s. S. 104). Ebenfalls hilfreich ist die Colon-Hydro-Therapie, eine Spülung des Dickdarmes, die mittlerweile in naturheilkundlich arbeitenden Kliniken und von einigen Heilpraktikern angeboten wird.

Selbsthilfegruppen und -vereinigungen

In Deutschland gibt es eine Reihe von Selbsthilfegruppen bzw. -vereinigungen, über die man Informationen über die Erkrankung und ihre Behandlung erhalten kann. Diese Selbsthilfevereinigungen ermöglichen es Patienten, einen Erfahrungs- und Gedankenaustausch mit anderen Betroffenen zu führen und Informationen zu erhalten.

- Bundesselbsthilfeverband für Osteoporose e. V., Kirchfeldstraße 149, 40125 Düsseldorf
- Bundesverband Deutsche Schmerzhilfe, Tel. 04142/81 04 34, www.schmerzhilfe.de
- Deutsche Fibromyalgievereinigung (DFV), Waidachshofer Straße 25, 74743 Seckach
- Deutsche Rheuma-Liga e. V., Rheinallee 69, 53173 Bonn
- Deutsche Vereinigung Morbus Bechterew e. V., Metzgergasse 16, 97421 Schweinfurt
- Kuratorium Knochengesundheit e.V., Leipziger Straße 6, 74889 Sinsheim

Internet-Informationen

- Rheuma allgemein, chronische Polyarthritis: www.rheuma-online.de
- Arthrosen: www.arthrose.de, www.deutsches-arthrose-forum.de
- Bechterew-Erkrankung: www.bechterew.de
- Osteoporose: www.bfo-aktuell.de
- Fibromyalgie: www.fibromyalgie-fms.de
- Ergotherapie: www.ergotherapie-dve.de
- TENS/Herstellerinfos: www.tens.de

Literatur

Abele, J.: Lehrbuch der Schröpfbehandlung, Haug Verlag, 1992

Blome, G.: Das neue Bach Blüten Buch, Verlag Hermann Bauer, 1993

Deutsche Homöopathische Union, Karlsruhe: Wesen und Anwendung der Biochemie, 1996

Deutsche Rheuma-Liga Bundesverband e. V.: Ratgeber für Rheumakranke – Gelenkschutz und Funktionshilfen, 1994

Deutsche Rheuma-Liga Bundesverband e. V.: Merkblätter Rheuma, 1991

Diplock, A. T.: VitaMinSpur 8, 11–17, 1993

Gernerpharma GmbH, Worms: Compendium, 1993

Heel Heilmittel GmbH: Ordinatio antihomotoxica et materia medica, 1993

Hempen, C.-H: Akupunktur, Deutscher Taschenbuch Verlag, 1995

Herget, H.: Das intestinale Immunsystem und seine Stimulation durch Symbioselenkung, Fa. Pascoe Pharmazeutische Präparate, Gießen, 1994

Hosch, H.: Gesund durch Entsäuerung, Dr. Werner Jopp Verlag, Wiesbaden, 1994

Kattwiga Arzneimittel: Therapie Handbuch, 1992

Kirchner, G.: Baunscheidt – Die Akupunktur des Westens, Ariston Verlag, 1990

Krebs, H.: Eigenbluttherapie, Jungjohann Verlagsgesellschaft, 1991

Krebs, H.: Eigenblut als Medikament. Phönix Laboratorium GmbH, Bondorf, 1991

Leventhal, L. J. et al.: Treatment of rheumatoid arthritis with blackcurrent seed oil. Br. J. Rheum. 33, 847–852, 1994

Mucos Pharma GmbH & Co KG: Basisbroschüre zur Systemischen Enzymtherapie, 1992

Notelovitz, M. und M. Ware: Aufrecht bis ins hohe Alter. Goldmann Verlag, 1991

Öffentlicher Anzeiger Bad Kreuznach Nr. 217, Radon-Mediziner: Methode sicher! 15.09.1997

Öffentlicher Anzeiger Bad Kreuznach Nr. 9: Durch Radoninhalation weniger Medikamente, 1997

Pascoe Pharmazeutische Präparate: Pascoe Kompendium, Gießen, 1997

Pflüger GmbH & Co KG/Homöopathisches Laboratorium: Rezeptbuch, 1994

Register